Susanne Amberg Schneeweis

Stimmbildung und Sprecherziehung durch bewußtes Atmen – Intensivtraining zur richtigen Atmung

Susanne Amberg Schneeweis

Stimmbildung und Sprecherziehung durch bewußtes Atmen

Intensivtraining zur richtigen Atmung

ENNSTHALER VERLAG, A-4402 STEYR

4. Auflage 1998

ISBN 3 85068 280 3

Satz, Druck und Verlag: Ennsthaler, A-4402 Steyr

INHALT

Ich widme dieses Buch all jenen –
die auf der Suche sind. Mein Dank
gilt den Menschen, denen ich je in
meinem Leben begegnet bin. Vor allem
aber denke ich an Regina Liebach-Winkelmayer,
die mir in letzter Konsequenz geholfen hat,
meinen Herzenswunsch zu erfüllen – Singen zu können.
Mögen meine Bemühungen in Wort und Ton
dazu führen, die Überzeugung zu festigen,
daß das Gute – Wahre – Schöne – Edle
immer und überall lebendig ist.

Wien, 1. März 1987 Susanne Hanke-Schneeweiß

VORWORT

„JA" ist das erste Wort, das ich an Sie richte.

Voller Begeisterung und Freude soll es in Ihnen erklingen und Sie dazu führen, das „NEIN" als rechtmäßigen Gegenpol ebenso in Klang zu verwandeln.

Zweck dieses Buches ist es, Mut zu machen, SICH SELBST ZU FINDEN.

Der Atem als Grundlage unseres Lebens führt uns zum Ziel und zeigt uns den Weg. Meine Anleitungen dienen dazu, die Gesetzmäßigkeit und den Zusammenhang aller Körperfunktionen ins BEWUSSTSEIN zu heben.

Wer SPÜRT,	findet sein Lot und seine SELBSTACHTUNG – er erfährt die körperliche Grundlage –
wer TUT,	kommt zu Tatkraft und SELBSTVERTRAUEN – er findet damit die praktische Grundlage –
wer WEISS,	ordnet sich dem Lebenskreislauf ein und beginnt mit SELBSTENTFALTUNG – er schafft die theoretische Grundlage –
wer GLAUBT,	vermag sein Zentrum in Besitz zu nehmen, er lernt die Einordnung und SELBSTBESCHEIDUNG, er nimmt bittend und dankend die geistige Grundlage an.

Mit einem Wort,
es geht darum, zur Einheit von Körper – Seele – Geist zu finden.

Sie finden –	im grünen Teil –	Hinweise zum SPÜREN,
	im roten Teil –	Übungen zum TUN,
	im gelben Teil –	Überlegungen, um sein WISSEN zu klären,
	im blauen Teil –	Gedanken, um seinen GLAUBEN in echte Überzeugung zu verwandeln.

Manches ist nur stichwortartig angeführt – es soll anregen!
Gerade in der heutigen Zeit wird so viel geschrieben, gesprochen, angeboten – der springende Punkt ist aber immer DAS EIGENE TUN!

Ich habe versucht, einen Überblick zu schaffen, daher habe ich bewußt das Notwendige zusammengefaßt. Jeder Mensch hat seine eigene Entwicklung und seinen speziellen Ansatzpunkt. Jeder schafft sich seine eigene Basis und muß dort beginnen, wo er gerade ist, nämlich im Hier und Jetzt.

Ein Vierteljahrhundert beschäftige ich mich mit Stimmgebung, Entspannung, Körperschulung und erkenne immer besser, daß es die Spannkraft ist, die es zu beherrschen gilt. Die e c h t e Spannkraft, die aus der Leibesmitte entspringt, die uns lehrt, uns zu ziehen – zu erziehen.

Ich habe eine pädagogische und eine künstlerische Ausbildung.

Zwei Mädchen durfte ich das Leben schenken und vielen Schülern konnte ich den Weg weisen. Menschen bin ich begegnet – alle haben sie mich bereichert. In unzähligen Büchern habe ich gesucht – manchmal auch gefunden! Mein Kater Jakob hat mich viel gelehrt, doch der größte Lehrmeister ist die wunderbare Natur! Und des Lernens ist nie ein Ende!

Dankbar grüße ich Sie – Dich, verneige mich vor Ihnen – Dir,
und beginne mein Buch mit den Worten:

GLÜCKLICH DER – DEM ES VERGÖNNT IST, ZU HELFEN.

Vorwort zur 3. Auflage

Das Wesentliche selbstverständlich und qualitätsbewußt in die Tat umsetzen zu können, ist die Zielgebung meiner Arbeit. Daß dabei die **Lebensfreude** die Perfektionierung der korrekten Muskelzüge und Gelenksfunktionen bestimmt, ist für mich und meine Tätigkeit oberstes Gebot. Echten, künstlerischen Ausdruck gibt es nur, wenn Statik und Dynamik im menschlichen Körper stimmig sind, dann fließt auch die Stimme – sozusagen – von ganz allein.

Möge die 3. korrigierte Auflage, jedem der dies Buch zur Hand nimmt, Hilfreiches auf diesem Wege vermitteln.

Wien, 5. März 1995

Susanne Amberg Schneeweis

ÜBERSICHT

SPÜREN	TUN		WISSEN	GLAUBEN
Lotfindung	*Tatkraft*		*Lebenskreislauf*	*Zentrierung*
	Übungsprogramm von A – Z			
	Körper	Stimme		
Lebendigkeit	**Atemfluß**	**Urlaute**	**Das Leben**	**Gedanken + Gefühle**
Energie	**Stimmansatz**	**Ruf**	**Der Mensch**	**Glaube + Gebete**
Gesundheit	**Entspannung**	**Rhythm. Tongebung**	**Polarität + Rhythmus**	**Atem + Heil**
Krankheit	**Spannkraft**	**Zwerchfelltraining**	**Schwerkraft + Schwerpunkt**	**Tiefenentspannung**
Natürl. Heilkraft	**Körperbewußtsein**	**Vokale**	**Gleichgewicht + Lot**	**Yoga**
Atemrhythmus	**Gleichgewicht**	**Konsonanten**	**Konzentration + Denken**	**Liebe**
Spannkraft	**Beweglichkeit**	**Artikulation**	**Lernen + Lehren**	**Kunstausübung**
Gleichgewicht	**Reaktionsvermögen**	**Geläufigkeit**	**Erziehung**	**Harmonie**
Haltung	**Konzentration**	**Betonung**	**Therapie**	**Lebenserfüllung**
Schwung	**Schwung**	**Aussprache**	**Selbstfindung**	**Ausklang**

B Ü C H E R, die ich empfehle:

SPÜREN	TUN	WISSEN	GLAUBEN
Eugen Herrigel Zen in der Kunst des Bogenschießens 1973, O.W. Barth Verlag	**El. Fischer Junghann** Gesang am Scheidewege Musikpädag. Bibliothek 1964, Quelle + Meyer	**Joachim E. Berendt** Die Welt ist Klang Nada Brahma 1984, Insel Verlag	**K. O. Schmidt** Der geheimnisvolle Helfer in dir 1966, H. Bauer Kg.
Dr. Udo Derbolowsky Richtig atmen hält gesund 1978, Econ Verlag	**Dr. Heinrich Egenolf** Wunder des Atmens Die menschliche Stimme 1953, Paracelsus Verlag	**Anneliese Riesch** Lebendige Stimme 1972, Schott Verlag	**Nathaniel Branden** Liebe für ein ganzes Leben 1980/85, Rowohlt
M. James + **D. Jongeward** Spontan leben Übungen zur Selbstverwirklichung 1974/81, Rohwolt	**Dr. Julius Parow** Stimmschulung Technik zur Erhaltung 1975, Paracelsus Verlag	**Gerhard Eggetsberger** Kopftraining macht gesund 1992, Verlag Orac	**Albert Schweitzer** Die Weltanschauung der indischen Denker 1935/65, C.H. Beck Verlag
Karlfr. Graf Dürckheim Hara – Die Erdmitte des Menschen 1967/73, O.W. Barth Verlag	**Vera Balser Eberle** Sprechtechnisches Übungsbuch 1959, Österreichischer Bundesverlag	**Prof. Dr. Max Lüscher** Der 4 Farben Mensch (Farb+Funktions- psychologie) 1977 Mosaik Verlag/ Gold tha	**Paramah. Yogananda** Autobiographie eines Yogi 1946/74, O.W. Barth Verlag

ALLES IST IN UNS, WIR BRAUCHEN ES NUR ANZUNEHMEN

LOTFINDUNG

I. LEBENDIGKEIT

II. ENERGIE

III. GESUNDHEIT

IV. KRANKHEIT

V. NATÜRLICHE HEILKRAFT

VI. ATEMRHYTHMUS

VII. SPANNKRAFT

VIII. GLEICHGEWICHT

IX. HALTUNG

X. SCHWUNG

I. LEBENDIGKEIT

ERKENNTNIS: ICH BIN DA – HIER UND JETZT
In jedem Fall Dankbarkeit und Freude aufkommen lassen – genießen!
Wenn das nicht möglich ist, sich entfernen und eine passende Umgebung und Gesellschaft suchen. NICHT aus Angst vor Veränderung oder Menschen sich selbst verleugnen.

SPÜREN: fühle ich mich wohl? bin ich entspannt?
getraue ich mich zu reden? zu tun?
kann ich das Beste aus der Situation machen?
kann ich negative Gefühle akzeptieren?
kann ich berechtigte Kritik annehmen?
kann ich loben? danken? um etwas bitten?
bin ich LEBENDIG? Hände? Füße? ganzer Körper?
Gemüt? Denken? Reaktionsvermögen?

ZIEL: ALLZEIT LEBENDIG SEIN!
Erkennen wobei und wodurch die Lebendigkeit verloren ging – neu erarbeiten.

II. ENERGIE

ERKENNTNIS: So lange die Energie FREI fließt, ist Wechsel von Ruhe und Tat, Gesundheit, Freude, Liebe gegeben.
Energiezentrum + Reflexzonen + Polaritätszonen erkunden und anwenden.

SPÜREN: ist meine Energie unterbrochen? WO, WARUM?
muß ich übermäßige Kraft einsetzen?
muß ich Zwang anwenden, um etwas zu erreichen?
kann ich Verspannungen erkennen und auflösen?
kann ich als ganzer Mensch ENERGISCH sein?

ZIEL: ENERGIE ÜBERALL FLIESSEN LASSEN!
In schwierigen Situationen Energiefluß bewußt nützen.

Der Körper ist ein flexibles, fließendes Energiefeld, von Geburt bis zum Tod einem ununterbrochenen Prozeß der ständigen Veränderung unterworfen.

In allen Religionen und Philosophien beschäftigte man sich zu allen Zeiten mit der Erforschung, Benennung, Erfahr-, Erfaß- und Meßbarkeit dieser Energieströme.

Inder/PRANA Kahunas/MANA Chinesen/CHI oder KI Christen/LICHT
Alchemisten/VITALER FLUSS Russen/BIOPLASMISCHE ENERGIE
Hippokrates/LEBENSKRAFT DER NATUR = VIS MEDICATRIX NATURAE
Paracelsus/NUMIA Wilhelm Reich/ORGONENERGIE Reichenbach/ODISCHE KRAFT

Meridiane nennt man die Bahnen in denen das ENERGIEKREISLAUFSYSTEM sich vollzieht.
AKUPUNKTUR ENERGIEAUSGLEICH = POLARITY REFLEXZONENMASSAGE beginnen auch in der westlichen Medizin sich durchzusetzen und öffentliche Anerkennung zu finden.

Alle Gesetze der Natur – der Physik, der Chemie – wirken auch IN unserem Körper, unabhängig von der Erkenntnis der Wissenschaft oder des Einzelnen.

III. GESUNDHEIT

ERKENNTNIS: Der Mensch ist so gesund, WIE GUT ALLE SEINE ORGANSYSTEME ZUSAMMENWIRKEN. Ein gesunder Wechsel von Ruhe und Aktivität unterstützt Nerven, Organe, Muskel. Ein guter Muskeltonus unterstützt die ordentliche Funktion der Organe.
Rechtzeitiger Abbau von Schlacken erfolgt durch ein gut funktionierendes Abwehr- und Entgiftungssystem. Entspannung und Konzentration fördern die Durchblutung. Fasten baut krankmachende Ablagerungen und überschüssiges Fett ab. Eine tägliche Entleerung des Darmes, reichliches Wassertrinken, Vollatmung und Bewegung sind selbstverständliche Grundvoraussetzungen für einen gesunden Körper. Eine elastische Wirbelsäule schenkt jugendliche Bewegungsfähigkeit. Gesundheit schenkt Schönheit – strahlende Augen und straffe Haut.
Jede willkürliche Vermehrung beim Atmen oder Essen belastet den Kreislauf.
Gutes und langes Kauen fördert die Verdauung, reflektorischer Einatem unterstützt die Gesunderhaltung des Atemapparates, ja des ganzen Menschen.

SPÜREN: Jedes Vermögen ist verbesserungsfähig.

ZIEL: EIN GESUNDER KÖRPER IST AUSDRUCK DER EINHEIT VON KÖRPER – SEELE – GEIST.

ORGANSYSTEME

ERKENNTNIS: Atmungsapparat
Verdauungsapparat
Herz und Kreislaufsystem
Knochen
Muskel
Nerven
Drüsen
Sinnesorgane
Fortpflanzungsorgane
Energiekreislauf

SPÜREN: inneren Spürsinn entwickeln und Kenntnisse erwerben
Muskelverspannungen behindern die Zirkulation der Körperflüssigkeiten
beengen den Bewegungsspielraum
Verbesserungsfähigkeit und Veränderbarkeit des Körpers erfahren

ZIEL: DIE WUNDERBARE TÄTIGKEIT ALLER ORGANE ERKENNEN – TÄGLICH FROH + DANKBAR GENIESSEN.

IV. KRANKHEIT

ERKENNTNIS: „Die Erkrankung ist nicht nur Abwehrkampf gegen Mikroben, sie ist gleichzeitig eine Bemühung des Körpers, sich im Inneren grundsätzlich zu reinigen und im gesamten Organismus Ordnung zu schaffen. Wird diese Bemühung im Sinne des „inneren Arztes" therapeutisch unterstützt, dann wandelt sich die Not der Erkrankung bald in die Tugend der Entschlackung um." *Dr. Erich Rauch*

SPÜREN: was kränkt mich? was macht mich krank?
nehme ich die Anzeichen meines Körpers ernst?
habe ich echtes Vertrauen zu meinem (inneren) Arzt?
Unterstütze ich die Behandlung durch mein Wissen, Spüren, Wollen?
„Es gibt KEINE Krankheit ohne vorherige Ermüdung" *Prof. A. Salmanoff*

ZIEL: DEN LERN- U. REIFUNGSPROZESS DURCH DIE KRANKHEIT ANNEHMEN.
„Die Natur ist der 1. Arzt – der Mensch ist der 2." ***Paracelsus, gest. 1541***

V. NATÜRLICHE HEILKRAFT

ERKENNTNIS: Heilen kann nie das Medikament, sondern EINZIG UND ALLEIN DIE ZELLE. Medikamente unterstützen oder unterdrücken die Arbeit der Zellen. Jede Zelle ist Ausdruck des gesamten Leibes und enthält die genetische Information, die für den ganzen Körper zutrifft – cirka 100.000 unterschiedliche Gene. Im Körper gibt es cirka 60–100 Billionen Zellen – ständige Zellerneuerung – 7 Jahre! Zellen regenerieren sich und heilen schneller bei günstigem Milieu = Ausgeglichenheit der Gedanken und Gefühle, der Ernährung und Bewegung. Vorbeugen ist besser als Heilen!

SPÜREN: wie schnell heilt eine Wunde?
gönne ich mir genügend Schlaf? Erholung? Abwechslung?
lebe ich gesund? natürlich? vernünftig?
arbeite ich genug?
Regeneration beginnt bei der Reinigung und Ernährung
vertraue ich meiner NATÜRLICHEN HEILKRAFT?

ZIEL: Körperertüchtigung: Licht – Luft – Sonne – Wasser – Bewegung – sinnvolle Kost
DER NATÜRLICHEN HEILKRAFT IN SICH BEWUSST VERTRAUEN!

NATÜRLICHE HEILVERFAHREN

ERKENNTNIS: Heilfasten – Entgiftung, Organunterstützung, salinische Darmberieselung, Einlaufserie, Serienwaschungen, Wassertreten, Wechselduschen, Schwitzpackungen, kalte und warme Wickel, Trockenbürsten, Inhalationen, Sauna
Bäder: Rumpfreibe, ansteigende Auslauge, . . .
Massage: Akupunktur, Reflexzonen, Lymphdrainage, Cranio - Sacrale Therapie, . . .
Homöopathische und biologische Arzneien, BACH-Blütentropfen, Hygiene!

SPÜREN: BIN ICH BEREIT: mir selbst zu helfen?
zur Konsequenz?
zur Umkehr?

ZIEL: DURCH DIE ERKENNTNIS UND ANNAHME KRAFT ZUR ENTSCHEIDUNG FINDEN!

VI. ATEMRHYTHMUS

ERKENNTNIS: GUT SITZENDER ATEM vermag
Schmerzen zu stillen, Energie in den Körper zu bringen, Verspannungen abzubauen.
Jedes Schaukeln, Schwingen, Wiegen in jeder beliebigen Richtung – in jedem Stand – führt zu Entspannung und Ruhe.
Die Ansatzpunkte: Nase und Echopunkt sind immer die Träger – auch wenn dies nicht bewußt vollzogen wird! Jedes Unsicherheitsgefühl kann aber durch diesen bewußten Ansatz in sicheres Tun verwandelt werden, indem man den Körper folgerichtig reagieren läßt – entweder instinktiv oder RICHTIG trainiert!
Jedes handwerkliche, intellektuelle, künstlerische, pädagogische, . . . **gekonnte** Agieren beweist dies. Die Bewegung die durch Kraft- oder Willensakt von außen kommt, ist falsch! Nur der Aufbau über und durch die beiden Ansatzpunkte im Kopf- und Leibesinneren gibt Halt und Spannkraft, die belastbar sind und zu langem Tun, Denken und lautem, tönendem Sprechen, Rufen und Singen befähigen.

SPÜREN:

SCHNÜFFELN	=	SOFORTIGE SCHWERPUNKTFINDUNG
SEUFZEN	=	SOFORTIGE BEFREIUNG
GÄHNEN	=	SOFORTIGE ANSPANNUNG + ENTSPANNUNG
LACHEN + WEINEN	=	SOFORTIGE SPANNKRAFT

Der Atem ist unser Lebensträger und Lebenserhalter.
Die wichtigste Erkenntnis bei der Atmung ist, daß das Zwerchfell durch ZUG funktioniert! Die Steigerung oder Schwächung von Lebensgefühl ist IMMER mit dem Atem verbunden. Das rhythmische Prinzip allen Lebens vollzieht sich auch bei jedem Atemzug in uns. Jeder rechte Atemzug schenkt Entspannung, Lösung, Heilung, Durchblutung, Erfrischung, Weichheit und neue Spannkraft. Wer richtig zu atmen versteht, ist lebendig und fähig, sich zu seiner Höchstform zu entwickeln.
Richtig atmen = von der Vorstellung aus – nur durch Zugkraft vom Echopunkt aus ohne Druck – VÖLLIG AUSATMEN und den Einatmungsvorgang bei offener Nase und Kehle als REFLEX erwarten und SICH DEHNEN LASSEN.
Findet man seinen Echopunkt im Leibesinneren, ergibt sich alles weitere von ganz allein, wenn man weich nachgebend geschehen läßt.
Die Lehre kann nur aus Anleitung und Kontrolle bestehen, erfahren und spüren muß es JEDER SELBST! Hat man es wieder begriffen und sich bewußt gemacht, wird es zum unverlierbaren Besitz, dessen Not-wendigkeit ganz selbstverständlich erkannt wird.

ZIEL: ÖFFNE UND BEFREIE DIE NASE UND LASSE DURCH!
Das Leben selbst führt uns – im Vertrauen erleben wir die Gewißheit.

VII. SPANNKRAFT

ERKENNTNIS: BELASTBARE und AUSBAUFÄHIGE SPANNKRAFT entsteht nur durch und über die beiden ANSATZPUNKTE IM KOPF- und LEIBESINNEREN. Es ist das Gerüst, das Halt gibt. In der Spannkraft zu sein schafft Befriedigung, Zufriedenheit und Beruhigung, löst Verspannungen, führt zur Lösung von Konflikten, befähigt zu Höchstleistung und bringt Gesundheit + Beweglichkeit.

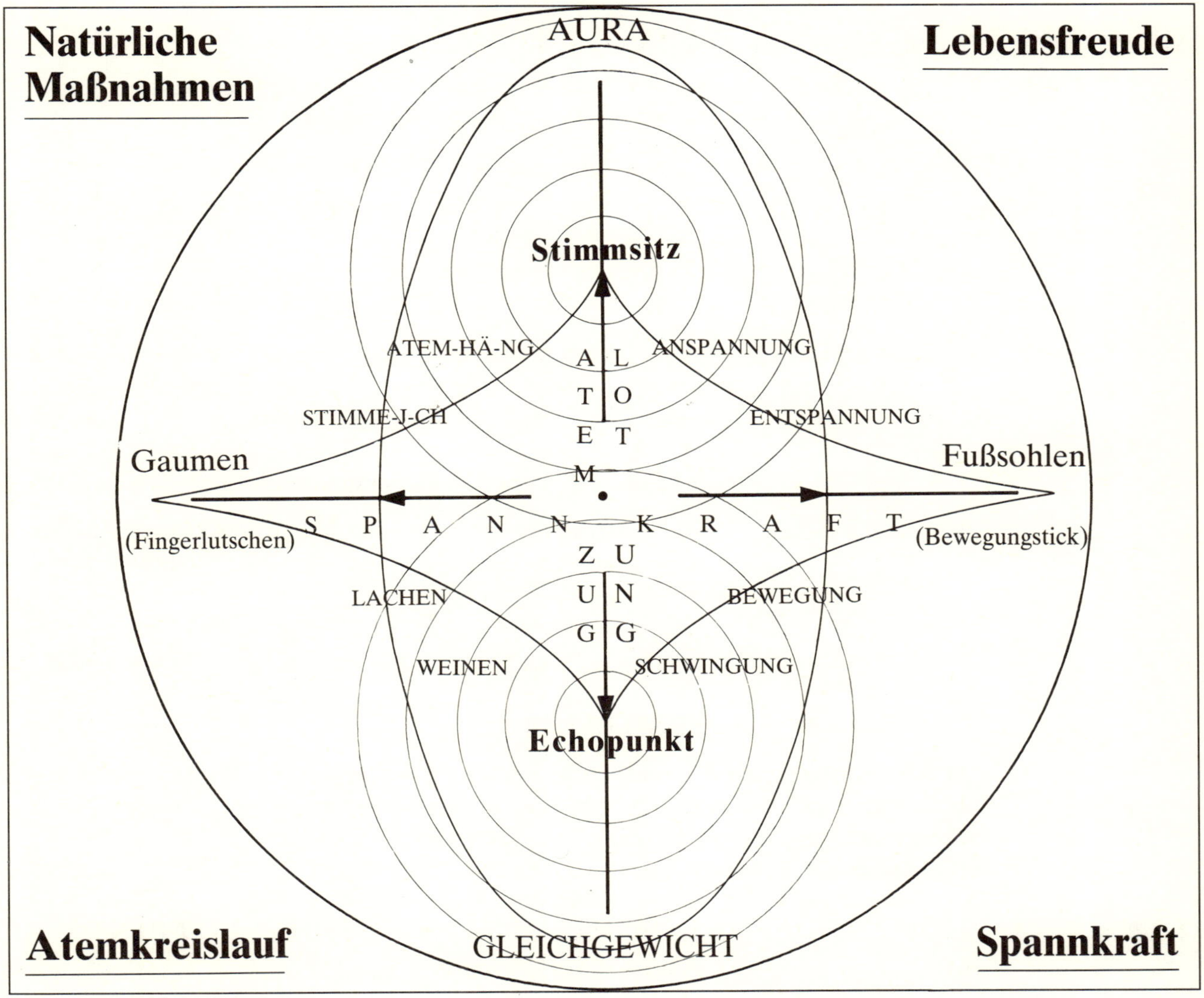

Eine spontane Anspannung ist an sich eine Vorsichtsmaßnahme der Natur, wie alles instinktive Verhalten sehr weise: erste Äußerung ist ERSCHRECKEN – Adrenalinstoß – höchste Aufmerksamkeit! Diese Schreckspannung muß sich lösen, sonst führt sie zur Verspannung. Jede zur Verspannung gewordene Anspannung bedarf einer **bewußten** Lockerung und Lösung, soll sie nicht in der Verkrampfung enden.
Jede sich bewährende Dauerspannung unterliegt dem rhythmischen Gesetz. **Natürliche Spannkraft zeichnet sich aus durch fließenden Atem – ein absolut wohliger Zustand!**

SPÜREN: In unterschiedlichen Körperpositionen Spannkraft erproben:

Spannung = Gesundheit + Beweglichkeit
Anspannung **+** Entspannung = ATEMKREISLAUF
Verspannung = Atemstockung

= L E B E N S H I L F E =

NATÜRLICHE MASSNAHMEN = INSTINKTIVES VERHALTEN
BEWUSSTWERDUNG DER ANSATZPUNKTE = RUHE + SICHERHEIT

über den ATEM: gähnen – niesen – schneuzen – husten – hecheln – blasen – hauchen – schnüffeln – saugen – weinen – lachen – summen – sprechen – singen – NG–HÄ–**J**–A–E–I–O–U–Ü–Ö –EU–AU–EI–...
Gaumenbeweglichkeit – **Finger lutschen**

über die Bewegung: räkeln – strecken – dehnen – schaukeln – wiegen – streicheln – schwingen – rollen – krabbeln – gehen – laufen – hüpfen – drehen – springen – tanzen –...
das Wippen von der Fußsohle über die gesamte Wirbelsäule (bes. Lendenwirbel) führt zur Totalentspannung – **Bewegungstick**

SPANNKRAFT = LEBENSFREUDE

Die Lotfindung ergibt sich aus dem Gesetz der Schwerkraft. Der körperliche Schwerpunkt – den ich als Echopunkt bezeichne – ist **nur** über den Atem auffindbar.
Wer seinen Atemansatz und somit seinen Stimmsitz beherrscht,
erfährt alles am eigenen Leib.

ZIEL: GEISTIGE, SEELISCHE, KÖRPERLICHE LOTFINDUNG BEDINGT + FÖRDERT SPANNKRAFT

VIII. GLEICHGEWICHT

ERKENNTNIS: jeder Tätige ist auf seinen Gleichgewichtssinn angewiesen.
Es sollte jedermanns ureigenstes Anliegen sein, sein instinktives Wissen und Spüren um das Gleichgewicht aus seiner Kindheit sein ganzes Leben lang zu erhalten. Jeder Schritt, Lauf, Sprung, jeder handwerkliche und geistige Einsatz, jede sportliche und künstlerische Leistung erfordert Gleichgewicht.
Durch EINFACHE ÜBUNGEN kann man Verlorenes wiederfinden, durch bewußtes Trainieren Fähigkeiten erwerben bzw. zurückgewinnen.

SPÜREN: natürliches – instinktives – fröhliches – spielerisches – kindliches Verhalten
kann ich es bei mir und anderen zulassen?
Balancierübungen – den Alltag als Übungsfeld erkennen und nützen
bin ich im GLEICHGEWICHT?

ZIEL: emotionales Gleichgewicht
BALANCE ZWISCHEN INTELLEKTUELLER UND KÖRPERLICHER ENTWICKLUNG FINDEN

IX. HALTUNG

ERKENNTNIS: Körperhaltung ist Ausdruck der Gesamtpersönlichkeit. Einer Änderung der Haltung muß eine geistige Ein- bzw. Umstellung VORANGEHEN!

SPÜREN: meine Haltung ändert und bessert sich SPONTAN mit und durch die gute und richtige Atemführung! **üben – üben – üben – üben**

ZIEL: GLÜCKLICHE UND GESUNDE LEBENSFÜHRUNG =
GUTE UND PERFEKTE HALTUNG!

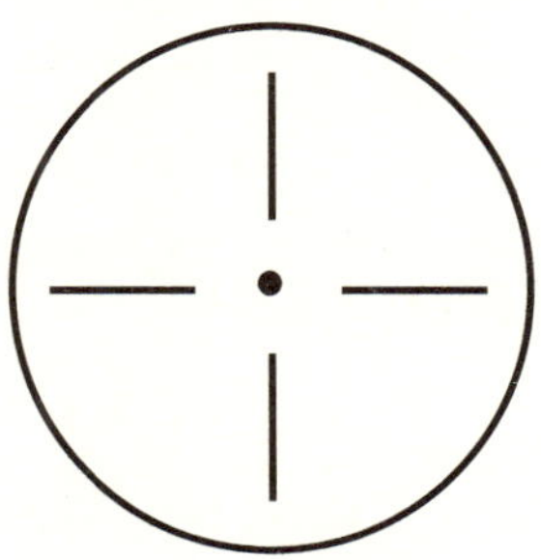

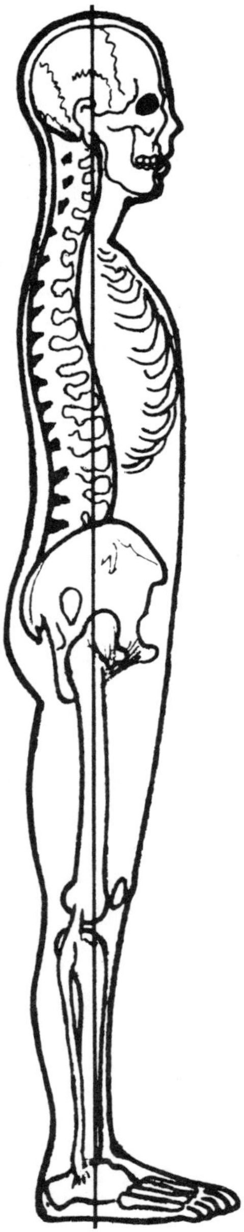

DAS LOT FÄLLT

etwas vor der Schädelkranznaht

am äußeren Gehörgang vorbei

durch die Halswirbel

durch die Lendenwirbel

durch das Kreuzbein

etwas hinter dem Zentrum
des Hüftgelenks

etwas vor dem Zentrum
des Kniegelenks

etwas vor dem äußeren Knöchel
durch das Fußwurzelgelenk

Die meisten Rückenprobleme rühren von einer falschen Körperhaltung her.

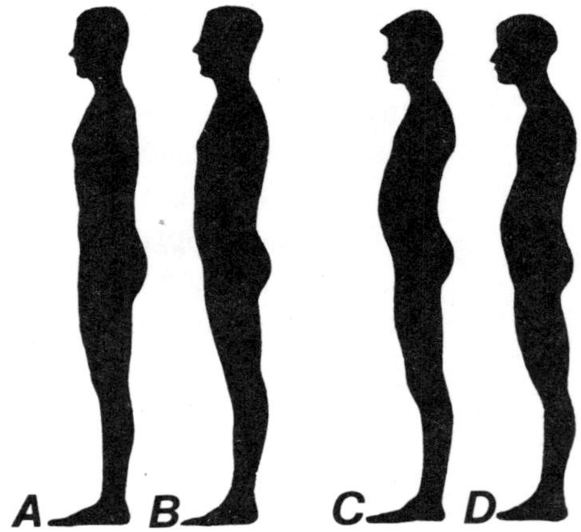

TABELLE ZUR EINSTUFUNG DER KÖRPERMECHANIK DER HARVARD-UNIVERSITÄT (USA)

Gruppe A: Sehr guter mechanischer Gebrauch des Körpers
1. Kopf gerade über Brust, Hüften und Füßen
2. Brust erhoben und nach vorne
3. Bauch nach innen und flach
4. Normale Rückenkrümmungen nicht übertrieben.

Gruppe B: Guter mechanischer Gebrauch des Körpers (Vergleich mit Gruppe A)
1. Kopf zu weit hinten
2. Brust nicht so gut erhoben und nach vorne
3. Geringe Veränderung des Bauches
4. Geringe Veränderung des Rückens

Gruppe C: Schlechter mechanischer Gebrauch des Körpers (Vergleich mit Gruppe A)
1. Kopf vor der Brust
2. Brust nicht so gut erhoben und nach vorne
3. Bauch etwas erschlafft und nach vorne gewölbt
4. Rückenkrümmungen übertrieben

Gruppe D: Sehr schlechter mechanischer Gebrauch des Körpers
1. Kopf noch weiter nach vorne
2. Brust noch flacher und nach hinten
3. Bauch völlig erschlafft, „schlapp"
4. Alle Rückenkrümmungen extrem übertrieben

X. SCHWUNG

ERKENNTNIS: Echter Schwung ist nur aus dem Gleichgewicht heraus möglich und währt, solange man sich im Lot befindet und An- und Abspannung sich die Waage halten. Innere Spannkraft spüren gibt Schwung.

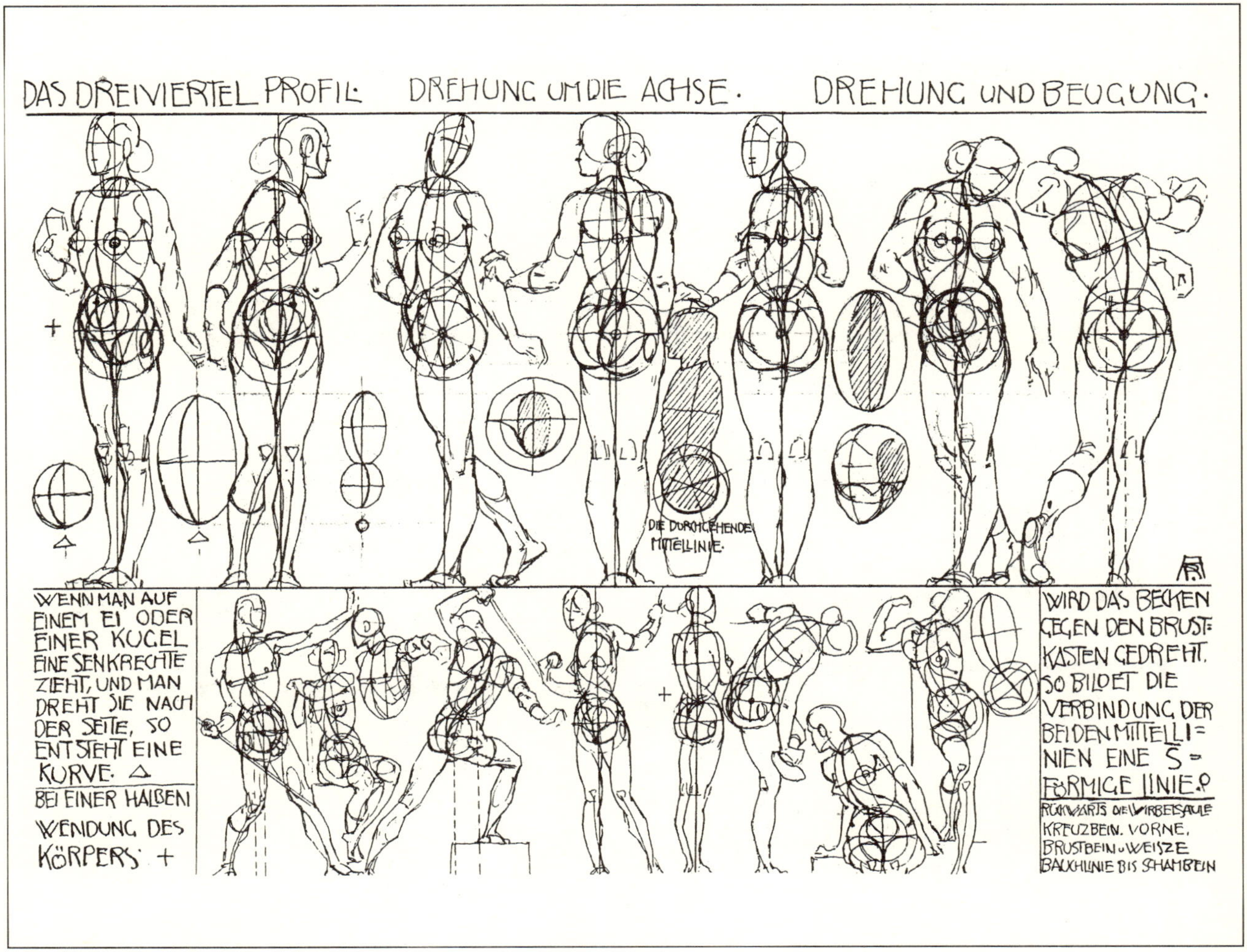

SPÜREN:

Schwungfähigkeit an Dingen beobachten
Schwungfähigkeit am eigenen Körper erfahren
Schwungfähigkeit an allereinfachsten Körperübungen bewußt trainieren

Gleichgewicht spüren = Lotfindung =
Ansatzpunkt im Kopf und Echopunkt im Unterbauch
ein – schwingen – aus – schwingen – kreisen – Umschwung – Drehung
Armschwünge und Beinschwünge aus den Gelenken heraus – Pendelbewegung
kann ich meinen Schwung nützen?
habe ich Schwung? bin ich SCHWUNGVOLL?

ZIEL:

den Schwung als Lebensbereicherung erfahren und einsetzen,
SCHWUNG KOMMT AUS DER FREUDE UND BRINGT FREUDE!

Sich selbst zu fühlen im rhythmischen, natürlichen Ablauf
des Atems, sich in seinen Gefühlen und Gedanken
wahrheits- und situationsgemäß zu äußern,
in Sicherheit und Vertrauen zu sich selbst findend,
macht den Weg erst frei zu Einordnung in einen Fremdrhythmus,
zu gemeinsamer Aktivität auf den verschiedensten Ebenen
Kunst, Bildung, Forschung, Erziehung,
Wirtschaft, Handel, Sport und Spiel

WER SICH ÖFFNET, WIRD EIN ANDERER

TATKRAFT

ÜBUNGSPROGRAMM VON A – Z

KÖRPER		STIMME
ATEMFLUSS	I.	URLAUTE
STIMMANSATZ	II.	RUF
ENTSPANNUNG	III.	RHYTHMISCHE TONGEBUNG
SPANNKRAFT	IV.	ZWERCHFELLTRAINING
KÖRPERBEWUSSTSEIN	V.	VOKALE
GLEICHGEWICHT	VI.	KONSONANTEN
BEWEGLICHKEIT	VII.	ARTIKULATION
REAKTIONSVERMÖGEN	VIII.	GELÄUFIGKEIT
KONZENTRATION	IX.	BETONUNG
SCHWUNG	X.	AUSSPRACHE

ÜBUNG

Der Alltag muß zur Übung werden.
Die Arbeit – Übung – an sich hört NIE auf.
Die Übung dient zur Erkenntnis der natürlichen Gesetzmäßigkeit.

DEVISE: locker, leicht, wohlig, rund, warm, ungezwungen, mühelos, natürlich, spielerisch, neugierig, interessiert, selbstverständlich, geduldig, ausdauernd, gründlich, konzentriert, lustvoll, ehrlich empfinden, vernünftig überprüfen, bewußt werdend, zur Wurzel vorstoßen, Zusammenhänge erfahren, nichts Unmögliches von sich verlangen, sich loben, sich freuen,

ZIEL: NUR AM GUT GEKONNTEN ÜBEN –
bis sich von selbst der nächste Lernschritt ergibt,

Gesamtkörperliche = physisch-psychische = Spannkraft durch kleinste Impulse suchen und finden. Die Entdeckung und Stärkung der stimmigen Funktion des Zwerchfells (Diaphragma) äußert sich in der Beherrschung der (angeborenen) Körpermitte = Taillenspannkraft = CHI = HARA = Gesäßmuskelspannung = STIMMSITZ.
Korrekte Übung hält, bzw. macht gesund.

LOSLASSEN – „ES" WIRKEN LASSEN.

ERFASSEN – ERFÜHLEN – ERFÜLLEN – MAN KANN SEIN
Sicherung bzw. Wiederherstellung der normalen Funktion! Vitalität!
STIMMBILDUNG – SPRECHTECHNIK – NATÜRLICHE GESANGSKULTUR
GEGLÜCKTES, ERFÜLLTES LEBEN – ALLZEIT BEREIT.

Ich bin durch meine Erfahrungen der festen Überzeugung, daß jeder von sich aus willige Mensch mit ein paar Hinweisen, die ihn zu seiner Natürlichkeit zurückführen, ganz leicht und selbstverständlich gelockert und gelöst werden kann und dadurch aus sich heraus zum Guten tendiert, **weil die Lockerung und Lösung ihn beschwingt, ihm ein gutes Lebensgefühl vermittelt und er dadurch fähig wird**, neue Möglichkeiten zur Lösung von Problemen und Konflikten zu erkennen.

I. ATEMFLUSS

NORMALE Atemsteuerung liegt in der Nase und im oberen Rachen = ANSATZ
durch 2 – 3 × Schnüffeln erfahren
SOFORTIGE Verbindung zum Unterbauch erspüren = ECHOPUNKT
NATÜRLICHES TRAINING – BEWUSSTE SICHERUNG

BEOBACHTEN:	**TUN:**			**ERSPÜREN:**
Nase?	ausatmen durch die Nase und:			automatische Neufüllung
Echopunkt?	ausatmen mit	Ffff	– – – . . . . . T/	Dehnung?
Taille?	ausatmen mit	Ssss	– – – . . . . . T/	Spannung?
Lendenwirbel?	ausatmen mit	Sch	– – – . . . . . T/	Mundraum?
Nacken?	ausatmen mit	Ch	– – – . . . . . T/	Hals – Gurgel?
Rippen?	ausatmen mit	Ch	– – – . . . . . J/	Schädel?
Zwerchfell?	ausatmen mit	Mmmm	– – – . . . . . J/	Ohren: in sich horchen
Fersen?	ausatmen mit	Nnnn	– – – . . . . . J/	Augen: in sich schauen

TRAINING: sitzend ! hockerlnd ! liegend ! stehend ! gehend ! knieend ! schaukelnd ! wippend !

II. STIMMANSATZ

Der Stimmsitz entspricht genau dem STIMMANSATZ
= PUNKT in der Mitte des Kopfes, Höhe: Ohren + Nasenwurzel.
Der Atem, als Träger der Stimme MUSS IMMER über diesen Ansatzpunkt geführt werden,
nur dann kann die Stimme einen Klangkern entwickeln = AUSATEMGERÄUSCH:
KS + HÄ + NG + J / CH + SCH + S + F + W / PF + M + C + N / Z + L + R + BS /
beim Ausatmen: NICHTS FORCIEREN UND NICHTS UNTERBINDEN
beim Einatmen: ALS REFLEX IN GESAMTKÖRPERLICHER OFFENHEIT ERWARTEN.

BEOBACHTEN:	TUN:	ERSPÜREN:
Körperöffnung?	HÄ – – NG – – J – – AIJ – – JAIJ	offene Sinne?
Körperspannung?	NG – A – NG – E– NG – I – NG – O – NG –U	wohlig in mir?
Körper im Lot?	J – A – J – E – J – I – J – O – J – U	will ich etwas?
Kieferende?	HÄ – A – HÄ – E – HÄ – I – HÄ – O – HÄ – U	gähnend?
Lautgebung?	NG – Ü – NG – Ö – NG – EU – NG – AU – NG – AI	erwartungsvoll?
Einsatzbereitschaft?	J – Ü – J – Ö – J – EU J – AU J – AI	lächelnd?
Aufmerksamkeit?	HÄ – Ü – HÄ – Ö – HÄ – EU HÄ – AU HÄ – AI	freudig?
Muskellockerung?	HÄ – – NG – – J – – AIJ – – – JAIJ	entspannt?

TRAINING: bittend ! dankend ! fragend ! drohend ! beschützend ! furchtsam ! liebevoll ! lebensfroh !

III. ENTSPANNUNG

Über AUSATEM = ATEMFLUSS	Automatik der Atemsteuerung und Atemfüllung ERFAHREN – sich wieder darauf verlassen lernen – vertrauensvoll
über EINATEM = REFLEX	sinnlich die selbstverständliche = natürliche = Reaktion des Körpers erfassen – BEWUSST WERDEND – in diesem Bewußtsein leben –
über ÖFFNUNG = ENTSPANNUNG	ÜBERALL und in JEDER Körperstellung reibungslosen Ablauf des Atems ermöglichen. **Korrekte Entspannung ist immer Folge von echter Anspannung.**
RHYTHMUS des AUS + EIN	– im tiefsten Inneren erspüren Gelöstheit = Schwingung

BEOBACHTEN:	TUN:	ERSPÜREN:
gähnend –	räkeln – strecken – dehnen – biegen –	Kindheitsgefühl?
lachend –	zusammenrollen – strecken – dehnen – biegen –	Wohligkeit?
weinend –	zusammenrollen – strecken – dehnen – biegen –	Befreiung?
rufend –	zusammenrollen – strecken – dehnen – biegen –	Freude?

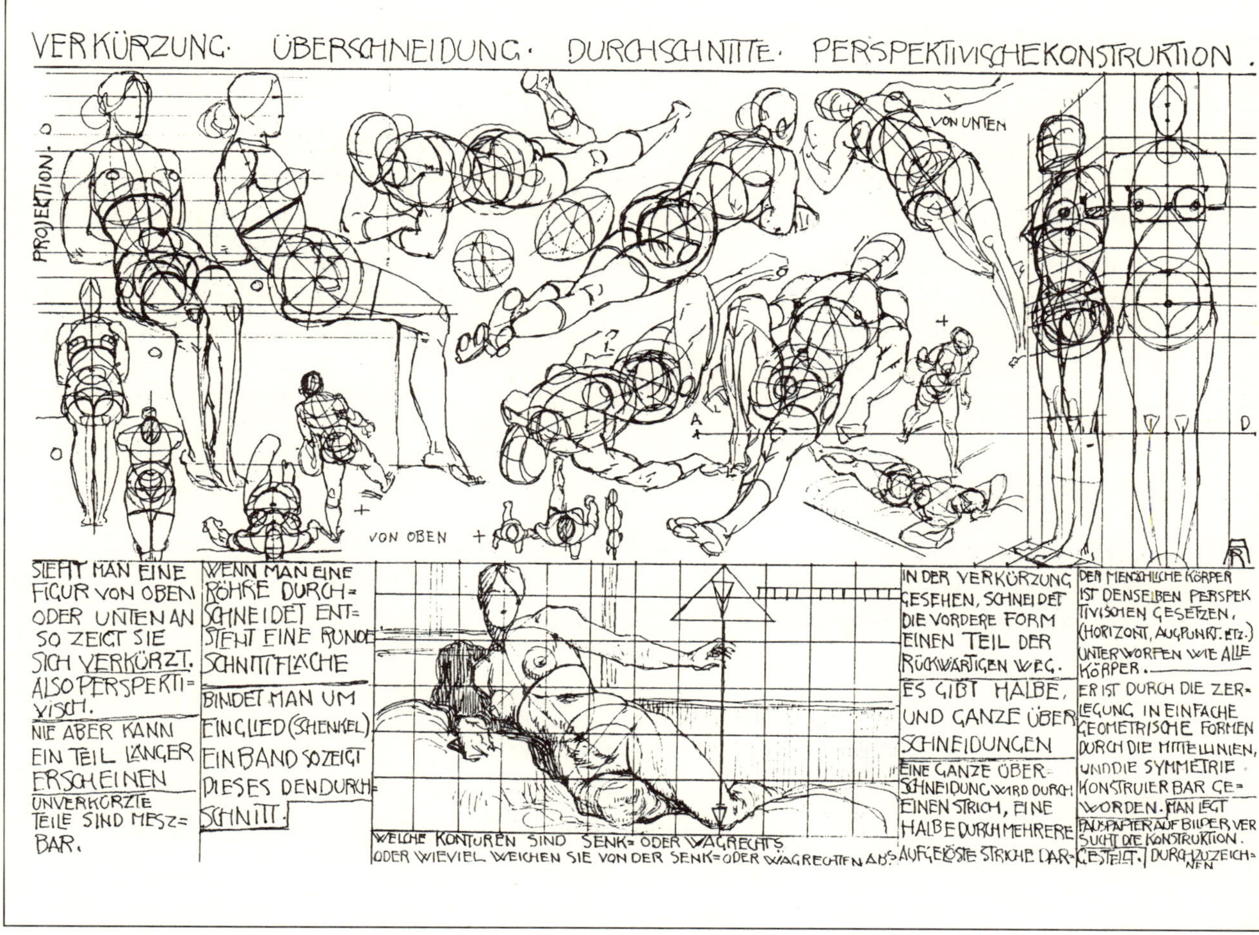

TRAINING:

Bodensitz: Knie zur Brust nehmend umarmen, Füße parallel (ähnlich der Hocke)
Kopf Richtung Knie – vom leichten Wippen über Lendenwirbel und Nacken zum intensiveren Wippen und Schaukeln kommen, mit Füßen Schwung nehmend abrollen und wieder aufsetzen – Rollen seitlich + vor + zurück – Kopf schützen / **Kindheitsgefühl**

Liegen: Füße in Hüftbreite parallel aufstellen, im gesamten Rücken – besonders im Nacken – ausbreiten, – Kiefer sinken lassen, mit ein bißchen Bißgefühl absichern,
Arme neben dem Körper, leicht eindrehen / **Wohliges „Träumgefühl", staunendes „O"**

2–3× schnüffeln = Echopunkt finden – mit dieser Kraft von innen heraus Wirbelsäule gerade richten und wieder lösen, dieselbe Spannung erfüllt sich beim Niesen:
„–HA–P–T–SCHI–J" – mit dem echten Schluß erfolgt die Füllung automatisch!
Rhythmische Spannung + Lösung . . .

Sesselsitz: breitbeinig sitzen, mit Unterarmen auf Schenkeln abstützen, Droschkenkutscherhaltung! ungeniert gähnen – Kopf locker und leicht in alle Richtungen pendeln lassen / **„. . uuaahh . ."** aufstehen – dehnen – strecken – wippen – die Wohligkeit in den Stand mitnehmen!

Stand: hüftbreit u. parallel, Fußgewölbe befreiend, gut stehen, Becken u. Schultern über Füßen loten! Arme erheben – abwechselnd durchschwingen, mit beidseitigem Armschwung Körper mitgehen lassen (wie beim Schnurspringen), dann Arme ausbreiten und abwechselnd Beinschwünge, abschließend ganzen Oberkörper und Arme nach vor absenken / **ausatmen – –** echte Zugkraft erspürend (Hüftgelenke!) hängenlassen – **Totalentspannung erwarten.**

IV. SPANNKRAFT

Echte Spannkraft entsteht durch Atemzug = Kopfmitte / Ansatzpunkt + Leibesmitte / Echopunkt
Ist Flexibilität gesamtkörperlich spürbar, führt sie zu Qualität auf allen Ebenen.
Korrekter Muskeleinsatz sichert Gelenksfunktionen, diagonale Spannkraft garantiert Aufrichtung.

BEOBACHTEN:	**TUN:**	**ERSPÜREN:**
Spannung?	Einzelne Körperteile aneinanderlegen	Spannkraft?
Anspannung?	Hände zu Armen zu Kopf zu Leib zu Füßen	Gegenkraft?
Verspannung?	Füße zu Beinen zu Armen zu Händen zu Kopf	Zug?
Entspannung?	parallel – gekreuzt – gestreckt – abgebogen	Standfestigkeit?
Grenzen?	wie magnetisch angezogen zueinander führen	Halt?
	wie macht- und kraftvoll gezogen aus – " –	

TRAINING: wie aufgehängt im Lot stehend wiegen – NG summen – Beckenmuskulatur – Damm –

Liegen: Rückenlage, Fersen und Handballen so weit wie möglich strecken und dehnen / **seufzen** die Atmung bewußt geschehen lassen, nach der Anspannung die Entspannung ERFAHREN

Tierstellung: knieen in Hüftbreite + Hände in Schulterbreite aufgestützt – Zwerchfell – Schwingung
Kuhstellung: größtmöglichste Ausbreitung ins Hohlkreuz, Kopf weit zurück, offen = EIN
Katzenstellung: größtmöglichste Ausbreitung im Rücken (Buckel!), Kopf hängt locker = AUS
BEWEGUNGSANSATZ IMMER UNTERSTER LENDENWIRBEL = STEISSBEIN

einige Male wiederholen bis Bewegung der Wirbelsäule und Atem harmonieren = **Atemfluß**
erkennen, daß An- + Entspannung sich bedingen und dem Körper Ruhe + Spannkraft geben

Sesselsitz: Po fest auf hartem Sessel ausbreiten, Füße breitbeinig gut aufstellen, / **Anlehngefühl**
Kiefer locker und gut eingehängt fallen lassen = gähnen, durch Nicken Lockerheit
A) Ellbogen seitlich hinausdrücken – vertiefte Atemtätigkeit beobachten
B) Ellbogen nach vor zu den Knieen – durch Nase NG/HÄ ausatmen, sich erheben /**NG rufen**

Stand: hüftbreit und parallel stehen, Hände auf Hüfte, Schultern loten, Kopf frei!
Zehenstand – langsam wieder absenken, Arme ausbreiten + Hände im Nacken verschränken
in den Hüften wiegen und dabei angenehmes Anlehngefühl im Rücken aufkommen lassen
durch Gewichtsverlagerung mit dem ganzen Körper kreisen vor–rück–seit /**Atemzug**
Spannkraft im ganzen Körper spüren (Fußsohlen/Schädeldecke) sprungbereit + kampfbereit

V. KÖRPERBEWUSSTSEIN

Über die Sinne kommt ein Eindruck, wird empfunden, äußert sich als Gedanke, Gefühlsregung, . . .
Kommt es zu keiner befreienden Erkenntnis, Wortfindung oder zielführenden Tat, bleibt der Eindruck im Körper als Zustand. Verspannung, wenn der Vorgang ein negativer war oder Freude und Befriedigung, wenn es ein positiver war. **Gefundener Ausdruck ist Lösung.**

Das Kernproblem liegt also in der V e r a r b e i t u n g des jeweils anstehenden Problems.
Wache Sinne führen den Körper zur natürlichen Reaktion, vernünftig eingesetzter Verstand und angenommenes Gefühl bringen adäquates Verhalten.
Eine Änderung ergibt sich nur aus einem Bewußtwerdungsprozeß.
Sich seines Körpers in seinen natürlichen Funktionen bewußt zu werden, ist lebensbereichernd.
Jeder Atemzug, jeder Schritt, jeder Augenblick, jeder Handgriff, jeder Vorgang – aber nur mit Einbeziehung der Körpermitte – k a n n hilfreich sein. Beim gesunden Kleinkind, bei Tieren und meisterlichen Abbildungen ist die perfekte Körperhaltung und E i n h e i t der psychischen und physischen Verfassung zu erkennen und zu beobachten. **Ziel eines guten, gesunden Körperbewußtseins ist die gesamtkörperliche Spannkraft, die sich in einer Beherrschung der Körpermitte dokumentiert.**

Sich selbstkritisch in seiner Haltung und Verfassung anzunehmen, ergibt die eventuelle Notwendigkeit einer Änderung.

BEOBACHTEN:	**TUN:**	**ERSPÜREN:**
NIEMALS ATEMFLUSS	bewußt durch die Nase ausatmen	innerliches Wahrnehmen
UNTERBINDEN	Gedanken, Gefühl, Konzentration	
kann ich wahrnehmen?	in alle Körperregionen senden	kann ich nachvollziehen?

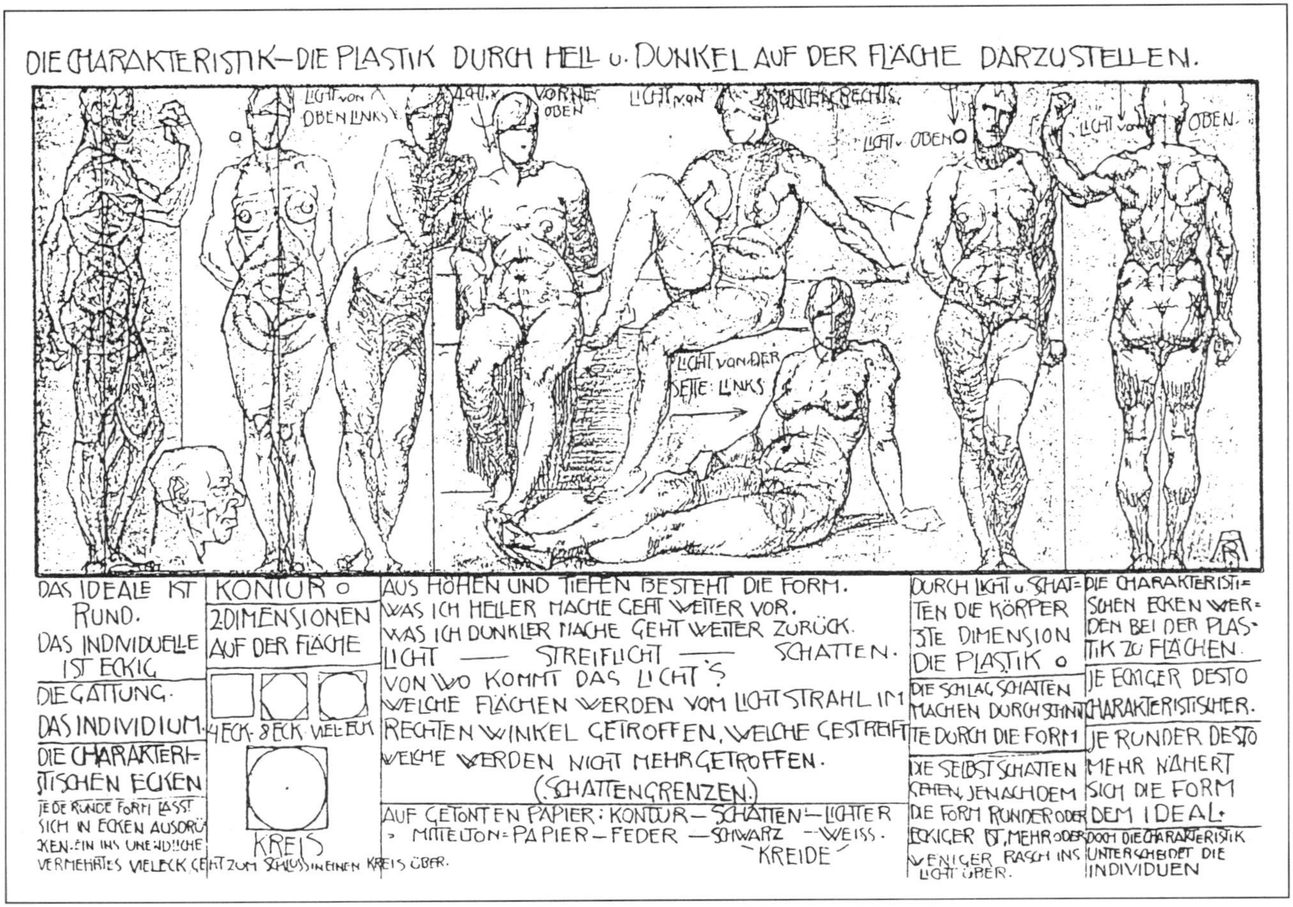

„Ein Mensch, der sich vor nichts verneigt, kann niemals die Last seines eigenen Ichs tragen." ***F. Dostojewski***

TRAINING: Fersensitz

Sitzknorren auf Fersen, Wirbelsäule **absenken durch** den gut hörbaren AUSATEM, Wirbelsäule **aufrichten durch** den gut hörbaren EINATEM. Hilfreiche Absicherung der EINHEIT = zartes Bißgefühl mit Mahlzähnen.
1) 7 HW (Halswirbel) mitzählen 1−7+7−1, hilfreich = Konzentration auf Vorstand (7. HW), Daumen zu Mittelfinger greifen lassen. 2) 7 HW + 12 BW (Brustwirbeln) mitzählen 1−7+1−12+12−1+7−1, Arme mit eingedrehten Händen vorgehen lassen, hilfreich = Rippen spüren. 3) 7 HW + 12 BW + 5 LW (Lendenwirbel) mitzählen 1−7+1−12+1−5+5−1+12−1+7−1, Arme senken nun ab, Handrücken u. Unterarme liegen dann auf, Stirne mit Haaransatz am Boden − sanfter Biß! Hilfreich = Drehpunkt Hüftgelenke erspüren, Muskelzüge genießen bes. Rücken, Po, aufziehen lassen, als wäre am Steißbein ein Seil befestigt.

Stand: hüftbreit und parallel gut lotend stehen − gleiche Übungsabfolge wie bei Fersensitz
Drehpunkt/Hüftgelenke, Knie lockern/strecken

VI. GLEICHGEWICHT

Gleichgewicht = Lot = Ausgangsbasis für totale Entspannung und höchste Spannkraft
Zugkraft in der Lendenwirbelsäule = Marionette = führt zur Aufrichtung ins Gleichgewicht
Befreiung und Wohlgefühl in der Aufrichtung erkennen, mit dem und durch das Gleichgewicht genießen

BEOBACHTEN:	**TUN:**	**ERSPÜREN:**
ureigenste Grenze wo?	gewachsenes Hohlkreuz suchen	Zug von Handwurzel zu Fersen
Spannfähigkeit erkunden	Knie + Ellbogen leicht abwinkeln	an Kreuz+Nacken/Aufhängung
Rippendehnung?	im Liegen / Bauch / Seite / Rücken	Lebensfreude
balancieren?	im Stand / Zehenstand – Hüfte	Gaumendehnung/gähnen
jonglieren?	Gewichtsverlagerung – parallel	summen/NG
Krone tragen?	springen: vor/rück+rechts/links	lachen/lächeln/trällern/rufen

Pendelbewegung des Kopfes mit Nasen/Ausatem = Befreiung = Kontrolle

TRAINING:

Liegend: Rückenlage: Kreuz, Schultern, Nacken gut ausgebreitet, Beine abgewinkelt, Füße hüftbreit aufgestellt: ausatmen durch Nase – reflekt. Einatem offen erwarten – spüren, wie Wirbelsäule sich aufrichtet (Tendenz Hohlkreuz/Handmaß!), sich durch den Reflex von selbst entspannt, damit innere Organe massiert und Erfrischung und Erneuerung bringt und wieder in den neuen Ausatem einschwingt.

Tierstand: Knie, Füße, Hände am Boden = Vierfachunterstützung = selbstverständliches Gleichgewicht, in alle Richtungen dehnen + spannen, bewegliche Wirbelsäule bringt weiche Nachgiebigkeit aller Körperteile, Tiergangsarten ausprobieren – immer Atemfluß nachspüren

Fersensitz: Po sitzt auf Fersen, mit Händen Schultern kontrollieren: Lotung über dem Becken?
durch Schnüffeln Ansatzpunkte der Atmung kontrollieren: Mitte von Kopf + Unterbauch?
durch Hecheln freie Schwingung des Zwerchfells + Dehnung der Rippen erfahren
Po vor die Fersen kippen – wie gehoben mit und **durch** reflektorischen Einatem – die Beweglichkeit der Lendenwirbelsäule ist ausschlaggebend für das Gleichgewicht + Wohlgefühl

Hocke: ein paar Froschhüpfer, Hände am Boden lassen + nur Po hinauf = EINATEM
durch Zug vom Steißbein aus – Wirbel für Wirbel – aufrichten lassen + zur Lotung kommen,
echte Beweglichkeit = gesunde Gelenke, festes Bindegewebe = zugkräftige Muskulatur

Stehend: Füße hüftbreit + parallel, Hände + Arme erst locker hängend, dann in die Höhe strecken schnell + zur Seite ausbreiten, Zehenstand, – nach allen Richtungen: vor + rück + kreisend, Gewichtsverlagerung, schnelle Richtungswechsel + in der Bewegung Gleichgewicht erproben
Schnurspringen + auf ausgelegter Schnur balancieren, auf 1 Bein hüpfen, Kopfstand

VII. BEWEGLICHKEIT

Verlorene Beweglichkeit ist wieder findbar durch regelmäßiges – **tägliches** Training.

Die wichtigsten Erkenntnisse sind:

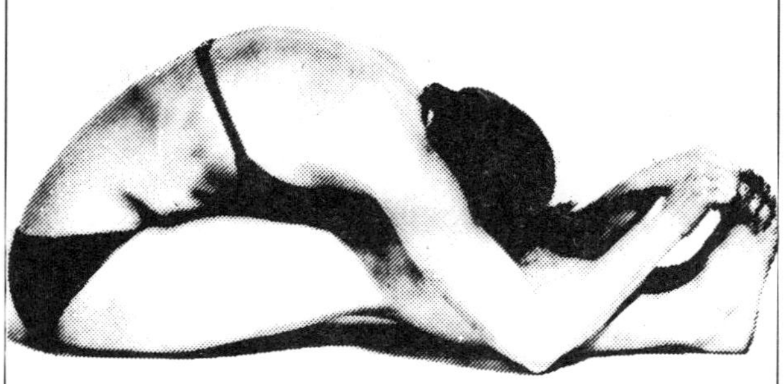

Volle Dehnung der Muskeln

1. Ausgangsbasis ist die Selbstannahme und Erkenntnis der Notwendigkeit des Tuns.
2. Erst die Einheit des Körpers wiederentdecken, dann systematisch Übungen zur Elastizität, Stärkung, Dehnung
3. Die Beweglichkeit der Füße und unteren Lendenwirbelsäule UND die Fähigkeit des AUSATEMS – mit echtem Bißgefühl – vermögen den gesamten Körper wieder ins Lot zu bringen.
4. Die Beweglichkeit der Wirbelsäule beeinflußt ALLES: Nerven, Organe, Muskel, . . . **psychisch und physisch.**

Die wichtigsten Grundübungen sind:

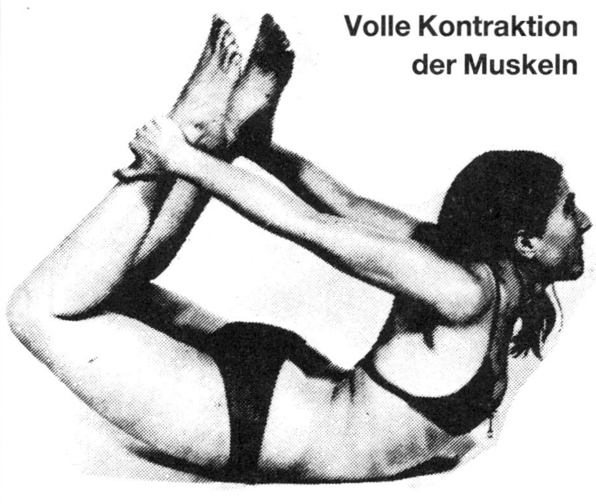

Volle Kontraktion der Muskeln

1. leicht und wohlig mit dem Ausatem von den Füßen aufbauend wippen, tiefergehen, bis zur Hocke.
2. aus der Hocke (Hände und Füße bleiben am Boden) mit Po in die Höhe = **Einatem** und wieder zurück = **Ausatem**
3. **aus dem Hockerln nach rückwärts abrollen, mit Schwung wieder auf, Unterarme und Hände helfen, das Gewicht des Körpers wieder auf die Füße zu schieben – ausatmend.**
4. in Bauchlage – Arme und Beine ausgestreckt – **durch gähnendes Einatmen** abwechselnd Hüfte und alle Gliedmaßen **heben lassen**

= ZU ECHTEM HECHELN KOMMEN =

ZIEL: Tagesablauf so gestalten, daß Anstrengung und Ruhe abwechseln und Bewegung garantiert ist.

BEWEGLICHKEIT

Beweglichkeit ergibt sich aus der Elastizität der Wirbelsäule

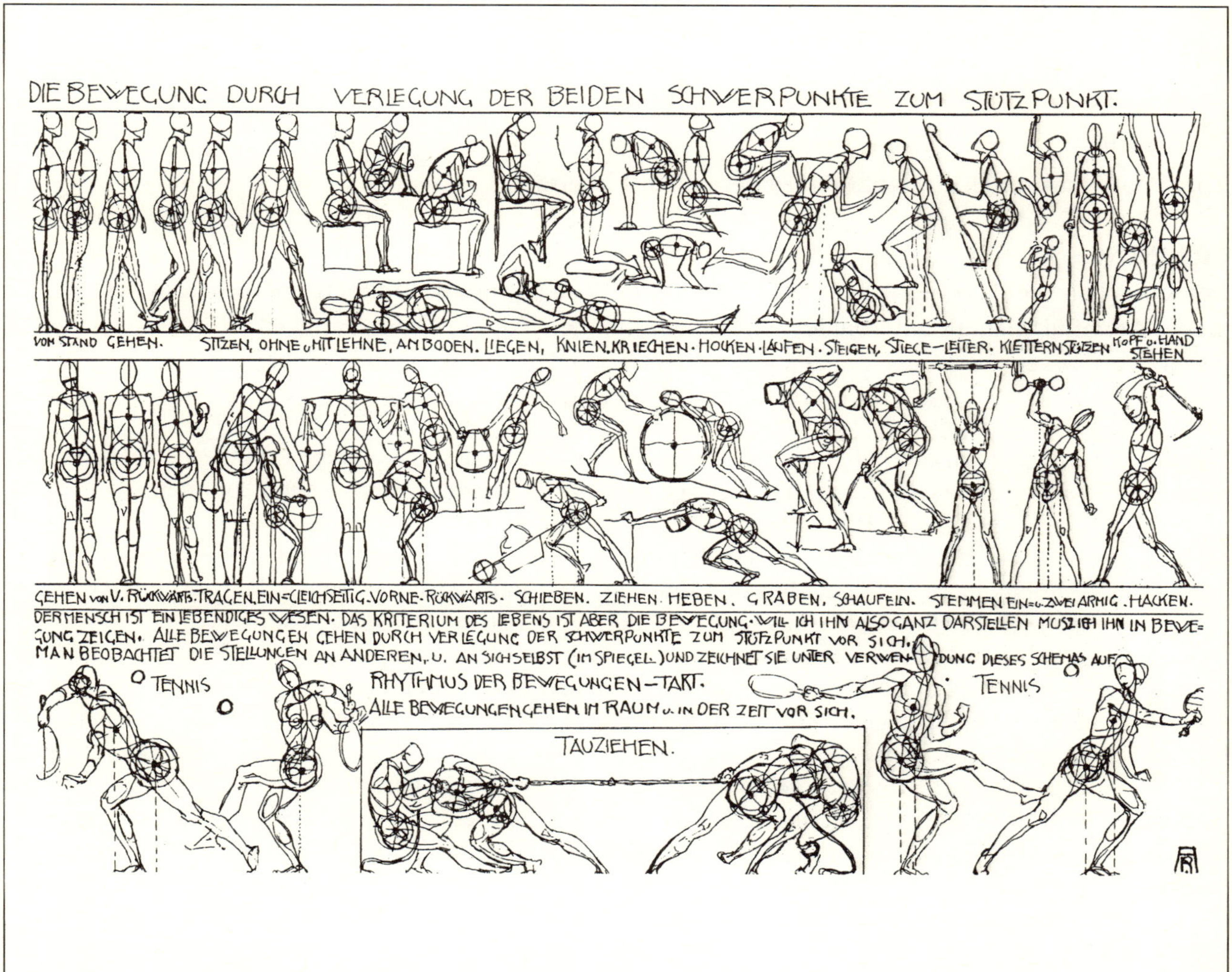

BEOBACHTEN:		TUN:	ERSPÜREN:	
nach dem Erwachen	+	Hände + Arme	strecken	?
vor dem Aufstehen		Füße + Beine	beugen	?
volle Dehnung	+	Kreuz	ziehen	?
volle Kontraktion		Nacken	pendeln	?
aller Muskel	!	Becken	schwingen	?
Leichtigkeit	!	Schultern	drehen	?
Wohligkeit	!	Kopf	spreizen	?
Kopf hebt + senkt sich als Reaktion der gesamten Wirbelsäule			wippen	?

TRAINING:

wer seine Sinne benützt: gut schaut + riecht + hört – **also bewußt wahrnimmt + dabei ausatmet** diesen Atemfluß **niemals** unterbindet – hat einen lockeren Kopf bei jeder Tätigkeit

Ansatz der Bewegung immer Lendenwirbel: Katzenbuckel = Anspannung = AUS
Hohlkreuz = Entspannung = EIN

Hände: strecken, zusammenballen, aus dem Gelenk heraus drehen + biegen, Fingerbeweglichkeit!

Arme: lockerst pendeln lassen, mit ansteigendem Schwung zum Durchdrehen kommen, Ellbogen in alle Richtungen ziehen und kreisen

Füße: beugen, strecken, drehen nach allen Richtungen, Zehen spreizen, Fußgewölbe aufrichten, Außenkanten + Fersen **bewußt abrollen**, Achtung: Absätze bringen Schwerpunktsverlagerung!! Füße bürsten – massieren – eincremen – keine zu engen Schuhe

Beine: erst liegend üben – Bauchlage + Seitenlage + Rückenlage – später im Stehen, Beinbewegung immer nur mit Einbeziehung der Körpermitte – Steißbeinzug – Fersenkraft – **lockere Knie !!** – Hüfte schwingen – rechts + links – nach vor = Ausatem – nach rück = Einatem –

Kreuz: in jeder Lage so oft wie möglich mit Steißbein wippen!! In Rückenlage vor dem Aufstehen immer Knie zur Brust nehmen, gleichzeitig + abwechselnd heranziehen

Becken: in Rückenlage mit aufgestellten Füßen aus dem Schnüffeln heraus Becken anheben + hochziehen, oben verharren+ausatmen, mit+durch Reflektor. Einatem behutsam Wirbel für Wirbel absenken

Nacken: oft vom Nacken aus über den Kopf streichen + am Schopf hochziehen (Münchhausen!); bei jeder Verspannung + Unsicherheit mit einem Ausatem Kopf nach vor wippen, nicken + schütteln

Schultern: beide Schultern hochziehen – fallen lassen, Schulterkreisen vor und zurück, einzeln + beidseitig Oberarme zur Schulterhöhe anheben / Ellbogen, Unterarme pendeln lassen, Hände schütteln

Kopf: Kopf hebt und senkt sich, weil er mit der Wirbelsäule verbunden ist! **Fließende Bewegungen!** gesamte Wirbelsäule (Schädeldecke bis Steißbein): Katzenbuckel + Hohlkreuz abwechseln

VIII. REAKTIONSVERMÖGEN

Obwohl es in unserer zivilisierten Welt nicht so offenkundig scheint, ist und bleibt das Reaktionsvermögen eines Menschen seine vorrangigste Überlebenschance.
Die Beeinflussung ist auch hier gegenseitig und steigerungsfähig: agieren + reagieren
Offene Sinne + Atemfluß fordern + fördern beweglichen Geist = = = Reaktionsvermögen

BEOBACHTEN:	**TUN:**	**ERSPÜREN:**
gesamtkörperlich:	sanft ! erschrecken ! üben !	spielerisch?
in jeder Lebenslage	bewußte Gewichtsverlagerung	schauend!
von Kopf bis Fuß	gehen + schleichen	riechend!
Lot + bewußter Sinneneinsatz	trampeln + trippeln	hörend!
Angriff / Verteidigung	laufen + schlendern	tastend!
Ernst / Spiel	hüpfen + hinken	schmeckend!

TRAINING:

in bewußt herbeigeführten Situationen sich erproben, sich getrauen **Ungewohntes** zu tun!
Vorurteile über sich selbst ablegen, negative Reaktionen bei sich/anderen als Hilfsmaßnahmen erkennen!

IX. KONZENTRATION

Konzentration ist die Suche nach dem Punkt
ergibt sich über das Kreuz
und erfüllt sich im Kreis

All dies ist körperlich erfaßbar — — — bewußte Lotfindung + bewußte Spannkraft durch Atemfluß.

BEOBACHTEN:	**TUN:**	**ERSPÜREN:**
Erfahrung + Erkenntnis	Dehnung bis	in sich ruhend?
sind blitzartig !	an die äußerste Grenze	Anlehngefühl im Nacken!
in sich horchen?	im Liegen + Stehen	Einspannung/Aufhängung
in sich schauen?	Atemübungen – CH–SCH–S–F–W	weich nachgebend im
Wirbelsäule	Fersen – Lang – Sesselsitz	Unterbauch und Lenden
Zugkräfte –	ausatmen mit HÄ Geräusch	horizontal/vertikal/diagonal

TRAINING:

Bauchlage: Stirn ruht auf Händen, abwechselnd Beine gestreckt von Ferse aus nach oben ziehen, durch Einatem Kopf und Hüfte **mit**gezogen fühlen, **gut** ausatmen – ausruhen ! !

Langsitz:	korrekter Sitz auf Sitzknorren, mit beiden Händen 1 Fuß erfassen – ausatmen mit + durch den Einatem das gestreckte Bein hochführen – oben bleiben – ausatmen mit + durch den Einatem das gestreckte Bein absenken – als kostbarstes Gut – ausatmen einige Male wiederholen – **Ruhe und Konzentration breiten sich gesamtkörperlich aus!!**
Fersensitz:	in sich ruhend = Lot = Oberkörper aufgerichtet – ausatmen ohne einzusinken mit + durch den reflektorischen Einatem – mit Gesäßmuskelspannung = HARA = CHI + sanftem Bißgefühl in den Mahlzähnen – aufrichten lassen – zum Kniestand kommen mit derselben Atemführung aus dem Kniestand erheben
Sesselsitz:	aufgerichtet sitzen, (harte Sitzfläche!) Drehpunkt in den Hüftgelenken entdecken, Halt im gewachsenen Hohlkreuz genießen = KREUZPUNKT, an den Nabel **anlehnen**!! gleichzeitig nach oben + unten gezogen fühlen, dadurch Taillenspannkraft erfahren **Nasenatmung** aufmerksam + freudig, sinnlich + sinnvoll Aufrichtung genießen – Weitung + Dehnung der Lenden + Rippen genießen
Stand:	hüftbreit + parallel auf Füßen gut ausbreiten – Fußgewölbe aufrichten Lotung = Becken, Brustkorb, Schultern, Kopf genau über Füßen Spannkraft = aufrecht bleibend durch Gewichtsverlagerung einpendeln: vor + rück + seit kreisend rechts + links
Konzentration:	**Zentrierung** = **Mittegefühl** = spürbar Kopf – Brust – Bauch – Hände – Füße Gefühl der Einspannung zwischen Himmel (Scheitel) und Erde (Fußsohlen suchen) + finden Körper = Bogen + Atem = Pfeil

X. SCHWUNG

aus der Totalentspannung + Lotfindung – ins Pendeln + dann ins Schwingen kommen
innere Spannkraft durch gut sitzenden Atem = Stimmsitz = Echopunkt = gewährleistet
Freude – Vorfreude – schenkt Leichtigkeit, Sprungfähigkeit + Drehbereitschaft genießen
Zugkraft des Zwerchfells in den Oberarmen + Oberschenkeln + in der Taille kontrollieren
in sicherer Selbstverständlichkeit den Schwerpunkt in Besitz nehmen
ES ERLEBEN = ES geschehen lassen

BEOBACHTEN:	**TUN:**	**ERSPÜREN:**
Schwung in + an + um sich	Streckung + Zusammenzug	Zugkraft?
Standfestigkeit?	Schwung: Bein/Arm/Becken/Oberkörper	Wohlgefühl?
kann ich weich nachgeben?	Körperrolle: vor + rück + seit	Beweglichkeit?
Partnerübungen	Drehungen: allein/paarweise/Gruppe	sich gehoben fühlen

besonders bei Verspannung, Unlust, Unsicherheit, Ärger, Trauer, . . . **sich vom Schwung der Natur beeinflussen lassen** – schwingendes Rauschen des Windes + Wassers + aller Pflanzen, . . .

TRAINING:

Tierstand: 1. Hände + Knie + Füße am Boden, Ellbogen nach auswärts gerichtet, **Bewegungsansatz Steißbein**, mit weit offenem Nasen- + Rachenraum, Lippen geschlossen halten, echte Bißkraft entdecken
– Katzenbuckel mit hängendem Kopf = AUSATEM
+ Hohlkreuz mit zurückgezogenem Kopf = EINATEM (Biß!)
2. Training für Körpermitte: diagonale Belastung
rechtes Knie + linke Hand wenig anheben – halten
linkes Knie + rechte Hand wenig anheben – halten
bei geradegerichteter HW + BW + LW Säule
3. Arme + Beine in der Diagonale (Körpermitte!) zu Streckung bringen,
korrekte Durchführung stärkt gesamte Rückenmuskulatur
4. breitbeinig in der Hocke stehend, beide Unterarme auf Schenkel aufgestützt,
Knie **immer** nach Zehenspitzen ausrichten, Kopf weich nachgehend, sich gehoben fühlend weghüpfen.

Stand: 1. Füße hüftbreit + parallel + Hände an der Hüfte: Beckendrehung: vor+rück+seit+kreisend
2. Füße hüftbreit + parallel + Hände an den Schultern: Oberkörperdrehung: vor+rück+seit+kreisend
3. Füße hüftbreit + parallel + Arme hängend: Armschwünge: vor+rück+seit+kreisend
4. Füße hüftbreit + parallel + Arme seitlich: Beinschwünge: vor+rück+seit+kreisend

Bewegung: 1. im ganzen Körper weich nachgebend = Wohlgefühl, sich gezogen fühlen:
Hände + Ellbogen + Schultern + Rücken + Hüfte + Brust + Knie + Füße
2. vom Hockerln + Sitzen + Stehen ausgehend + wieder zurückkehrend
3. Partnerübungen: in allen Richtungen ausschwingen + wieder in Ruhestellung zurückkehren
4. aus ¼ in ½ + 1 ganze Drehung einschwingen – ins Tanzen kommen . . .

„Tanz ist für mich eine permanente Transformation des Lebens selbst. Auf die eine oder andere Weise war alles, was wir für unmöglich hielten, letztendlich doch möglich, solange wir uns nicht selbst mit dem Intellekt im Wege standen."

Merce Cunningham

ÜBUNGEN von A – Z

ES TUT SICH

WO

WIE

WAS

WANN

WIESO

WARUM

URSACHE ? ! WIRKUNG

I. URLAUTE

INNENRÄUME ERSPÜREN – DER EMPFINDUNG NACHGEHEN – SIE ERFÜLLEN – LÖSEN
LOSLASSEN

1. EXSPIRATORISCH	schneuzen	– Taschentuch	**KONTROLLE**
	DURCH die Nase blasen	– beide Nasenlöcher offen	Nase/Unterbauch
		– rechts zu –"– links zu	Stau/Druck?
	Druckausgleich	– beide Nasenlöcher zu	Ohren/Augen?
2. INSPIRATORISCH	riechen	– Nasenbeweglichkeit	**KONTROLLE**
	aufziehen	– Gaumenbeweglichkeit	in sich
	schniefen	– Nasenmuscheln	spüren?
	schnüffeln	– Echo im Unterbauch	erkennen?
3. VERBINDUNG	Nasenraum offen	– Bauch + Lenden weich nachgebend	**KONTROLLE**
	Kopfmitte	– Leibesmitte	Widerhall
	erfahrbar durch	– Niesen (HA – P – T – SCHI – J –)	wo genau?
	Ansatzpunkt = Klangsitz	– Echopunkt = Stimmstütze	Nabel/Hand?
4. NATÜRLICHKEIT	hauchen	– Hand anwärmen – HÄ/HI/NG	**KONTROLLE**
	blasen	– Lippenbeweglichkeit	Zähne?
	pfeifen	– Unterbauch/Lendenwirbelsäule	Gaumen?
	schnalzen	– Zungenbeweglichkeit	Mundraum?
5. KEHLWEITE	husten + keuchen	– schnarchen + gurgeln	**KONTROLLE**
	knurren + bellen	– schnurren + miauen	spielerisch?
	seufzen = Entspannung	– stöhnen = Dehnung	wohlig?
	ächzen + räuspern	– vermeiden = UNGESUND ! !	spürbar?
6. ATEMGERÄUSCH	HÄ / bewußt entstehen lassen	– ganz rückwärts im oberen Rachen	**KONTROLLE**
	ausatmen durch die Nase	– so lang + gleichmäßig wie möglich	Zug von innen?
	beobachten: schlafende Babys	– wie Wind, der ums Haus pfeift	Echtheit?
	Hals / Kehle / Stimmbänder	– sind nur Durchgang / KEIN DRUCK	freies Gefühl?

7. HECHELN	durch die Nase	– bei geschlossenem Mund	**KONTROLLE**
	durch den Mund	– oberer Rachen + weicher Gaumen	Erfrischung
	Dehnung + Weitung	– erspüren+erfassen+genießen	möglich?
ACHTUNG:	Hypo + Hyperventilation	– Belastung des Kreislaufs!	Grenze?
8. LEICHT GÄHNEN	weich nachgebend	– Gaumen + Taille	**KONTROLLE**
	Zungenspitze	– Zahnansatz bis Zäpfchen	kitzlig?
	Kieferende	– vor dem Ohr erspüren	staunend?
	EINATEM FLIESST VON GANZ ALLEIN DURCH NACHGIEBIGKEIT		lächelnd?

WICHTIGSTES IST DIE KIEFERÖFFNUNG – NIEMALS AUSWEICHEN –
Das vor dem Gehörgang gelegene, als rundliche Verdickung – wie Knorpel – tastbare Unterkieferende **m u ß** auf seinem Platz bleiben, im Gefühl sich sogar zu den Ohren hin schieben – wie Brille aufsetzen! Es entsteht bei korrekter Funktion ein Zug über die Schläfenbeine zum Hinterhauptbein.

9. VOLL GÄHNEN

NUR die richtige Kieferöffnung weitet die Kehle
sodaß der Kehlkopf VON SELBST in seinen Tiefstand sinken kann

NUR der eingehängte Kiefer ermöglicht diesem selbst ein lockeres Fallenlassen
Zunge + Mundboden + Hals können nur unter dieser Voraussetzung locker bleiben, bzw. sich RICHTIG anspannen und tätig sein

NUR der eingehängte Kiefer ermöglicht den Zug der Muskel zum Nacken
= sofortiger Haltepunkt in der Wirbelsäule: Atlas (Hinterhauptbein), Vorstand (Brustwirbelsäule), Kreuzbein (Kreuzpunkt)
= Totalentspannung = Marionettengefühl = baumeln können = gutes Anlehngefühl

NUR dann öffnet sich der Brustraum – Gefühl des Gehobenwerdens –
Liegegefühl = stolze königliche Haltung – echtes Selbstbewußtsein –

NUR dann ist der freie Durchzug des Atems gewährleistet

NUR dann kann der Echopunkt seine ganze Arbeit aufnehmen: rhythmisch und schwungvoll sich zu immer tiefer greifendem Arbeitseinsatz aufschaukelnd

NUR ein volles Gähnen öffnet den ganzen Körper
+ dehnt ihn unwahrscheinlich auf

NUR ein offener + befreiter Mensch ist fähig + bereit zur Höchstleistung

10. KOTZEN / ERBRECHEN / SPEIBEN /
– WER RICHTIG KOTZEN KANN –

sich getraut, es muskulär erträgt,
nicht dadurch erschöpft ist (zu sehr),
hat von der Funktion her niemals Stimm-
schwierigkeiten! Ebenso ist er befähigt,
das was ihn bedrückt oder belastet herauszulassen,
er ist bereit zur Umkehr, falls es nötig ist.
Gerade an diesem Beispiel zeigt sich am deutlichsten
die Einheit von Körper + Seele + Geist.
Sobald eine Nahrungsaufnahme im Körperlichen, ein bedrückendes
Gefühl im Seelischen, ein unerträglicher Zustand im Geistigen
so schädlich werden, daß die Gefahr erkannt und der Mensch zu
Rettungsmaßnahmen veranlaßt wird, ist der 1. Schritt zur Heilung getan:
der Mensch erbricht die Speise, er weint, schreit, ruft, redet, widerspricht,
formuliert, denkt um, besinnt sich oder lacht . . .
Kranke Menschen können nicht natürlich kotzen!
Auch ein unüberwindlicher Ekel vor dieser natürlichen Hilfsmaßnahme wäre ein
Anlaß, über seine Lebensweise, seine Einstellungen und Wertmaßstäbe nachzudenken
und sie nötigenfalls zu revidieren.

= NEUER ATEM SCHENKT SICH VON GANZ ALLEIN =

FÜLLUNG BERUHIGUNG WAHRNEHMEN

11. STIMMANSATZ			
	ausatmen mit – – s– – t	– gutes Auslassen bringt	**KONTROLLE**
	ausatmen – – f – – t	– reflektorischen Einatem	Reflex ?
	nur Reflex ermöglicht	– belastbare Spannkraft	Spannkraft ?
	riechend	– offener Nasen- + Rachenraum	Automatik ?
	gähnend	– gut + richtig geöffneter Kiefer	Einstellung ?
	staunend	– weich nachgebender Gaumen	Offenheit ?
	sich äußern wollen	– Gefühl eines Bisses + Zupackens	Wille ?
	NG+Juchuh – HÄ+JÖH+HÜJ	– katzenhafte Sprungkraft	Freude ?

12. LACHEN + WEINEN	erspüren innerlich	– unhörbare Laute / Beginn	**KONTROLLE**
	über schluchzen + jammern	– zum Weinen kommen	getraue ich mich?
	über losprusten + wiehern	– zum Lachen kommen	kann + will ich?
	gegen Widerstand wachsen	– Luft im Mundraum fühlen	ha/hi/hu/ho/he

ALLE URLAUTE SIND INSTINKTIVE HILFSMASSNAHMEN DER MENSCHLICHEN NATUR – UM ZU ENTSPANNUNG + ERFRISCHUNG + WOHLGEFÜHL + ERNEUERUNG ZU KOMMEN

BASIS = AUSATEM EINATEM = KRONE

ORDNUNGSPRINZIP = EWIGER KREISLAUF = LEBENSGESETZ

II. RUF

BEGINN – WAS AM LEICHTESTEN GELINGT

echte Empfindungen suchen	seufzen	=	Entspannung/günstigster Tonbereich	**KONTROLLE**
	stöhnen	=	Dehnung	spielerisch?
	niesen	=	Spannkraft	wohlfühlen?
	schnüffeln	=	Schwerpunkt	Unterbauch?
	lachen	=	Elastizität	Freude?

NG . . .	HALLO	–	Echo	?	J . . .	JA	–	bestimmt	!
NG . . .	MURIEL	–	französisch	?	J . . .	IDA	–	fragend	?
NG . . .	JööÖÖÖ	–	freudig	!	J . . .	NEIN	–	streng	!
NG . . .	HILFE	–	mutig	!	J . . .	OHO	–	empört	!
NG . . .	HoRUCK	–	ziehend	!	J . . .	Egon	–	erwartungsvoll	!
NG . . .	auuweh	–	klagend	!	J . . .	Lilli	–	bittend	!

der Phantasie sind niemals Grenzen gesetzt ! ! !

III. RHYTHMISCHE TONGEBUNG

DEM ECHO INNEN + AUSSEN – NACHHORCHEN

Gut gelöste Spannkraft – ist gesamtkörperlich spürbar (besonders Unterbauch, Steißbein, Lende, Taille, Nacken, Hände + Füße) schenkt reflektorischen Einatem!
Nur ein offener Nasen- + Rachenraum gewährt einen **echten** Einfall!

Rhythmische Tongebung	– entsteht durch innerliches „Anspannen + Entspannen"		
	– bedingt sich gegenseitig, beginnt aber immer mit dem AUS		**KONTROLLE**
j–t"j–t"j–t"j–t" . . .	– aufmerksam	sch–t"sch–t"sch–t" . . .	– Zug spielend
jaj"jaj"jaj"jaj" . . .	– nickend	nein–"nein–"nein–" . . .	– drohende Hand
kst"kst"kst"kst" . . .	– unmutig	naja–"naja–"naja–" . . .	– Achselzuckend
pij"pij"pij"pij" . . .	– Hendl fütternd	mmhj–"mmhj–"mmhj" . . .	– Magen reibend
jöh"jöh"jöh"jöh" . . .	– Kopf hebend/freudig/	juchu"juchu"juchu" . . .	– jauchzend
ng–"ng–"ng–"ng–" . . .	– laut rufen	wauj–"wauj–"wauj–" . . .	– bissig

NUR EIN ERSPÜREN AM EIGENEN LEIB BRINGT DIE ERKENNTNIS – KINDHEITSGEFÜHL – INDIANERSPIELEN

IV. ZWERCHFELLTRAINING

DAS ZWERCHFELL ALS GLOCKENFÖRMIGER MUSKEL TRENNT BRUSTRAUM + BAUCHRAUM + FUNKTIONIERT **NUR** DURCH DEN ATEM**ZUG**:
KOPFMITTE/Ansatzpunkt + LEIBESMITTE/Echopunkt ZIEL = **korrekte, abgesicherte Funktion**

Innervation	– durch Nase + durch Mund HECHELN	**KONTROLLE**
Stärkung	– nur bei + durch echte Kieferöffnung ERBRECHEN	üben !
	– ERSCHRECKEN – überall weich nachgebend	Dehnung !
Sprechtraining	– ja–A"ja–E"ja–I"ja–O"ja–U"ja–Ü"ja–Ö"ja–Ä"	Rhythmus !
Singtraining	– ng–ja"ng–je"ng–ji"ng–jo"ng–ju"ng–jö"ng–jü"	Staunen !
Beweglichkeit	– j/B–P"j/D–T"j/G–K"j/M–N"j/L–W"j/Kw–R"j/S–Sch"j/V–Ts	Spiel !
	– NG–J–S. . ." NG–J–L. . ." NG–J–M. . ." NG–J–N. . ."	Feinfühlig !
	– brrr–pst–" brrr–pst–" brrr–pst–" brrr–pst–"	
	– glupu"glupu"glapa"glapa"glüpü"glüpü"glöpö"glöpö"	
	– hejo"heja"heji"hejö"heju"hejä"hejü"hejeu"hejo"	
	– ti–si–tu–pu–fu–. . .piff–puff–paff–peff–poff–. . .	

IN SICH HORCHEN – SICH ANGREIFEN – SICH ANGREIFEN – IN SICH HORCHEN

V. VOKALE

Die Klangstelle = der Stimmsitz aller Vokale ist IMMER der Ansatzpunkt = NG/J = Nase + oberer Rachen.
Die Ausformung erfolgt durch Zunge + Lippen + Gaumen + Kehlweite.
Die Unterstützung kommt von der Zugkraft des Echopunktes im Unterbauch = Taillenspannkraft.

Einteilung der Vokale nach dem API = Association de phonetique international /
WELTLAUTSCHRIFTVEREIN

PALATALE = harter Gaumen

i :	bieten / geschlossen (dt/lang)
i	bitten / offen (dt/kurz)
e :	beten / geschlossen (dt/lang)
e	Betten / offen (dt/kurz)
ae=ä	bäten / (heut=wien. cat=südengl.)
a :	baten / geschlossen (dt/lang)
a	Watte / offen (dt/kurz)
ö :	Höhle / geschlossen (dt/lang)
ö	Hölle / offen (dt/kurz)
y :	Hüte / geschlossen (dt/lang)
y	Hütte / offen (dt/kurz)

VELARE = weicher Gaumen + labial

o :	Ofen / geschlossen (dt/lang)
o	offen / offen (dt/kurz)
u :	Ruhm / geschlossen (dt/lang)
u	Butter / offen (dt/kurz)

ZENTRALE

e =	Gabe / Murmellaut
e –	Mutter / r–entfällt
t	/ russ. + poln.

i : i y : y u : u t / Hochzungenvokale
ä a a : e = / Tiefzungenvokale

e : e ö : ö e – o : o / Mittelzungenvokale

LANGE VOKALE:

Ö
Behörde, Flöße, trösten, Österreich . . .
Ü
Nüstern, hüsteln, . . .
AI = EI (A E)
Hai, Saite, Waise, Mai, Hain, Mais . . .
AU (A O)
Auto, Glaube, Maus, Pfau, taugen . . .
ÄU = EU (O Ö)
Säule, Gebäude, Eule, Beute . . .
Y = Ü
Tyrann, Mykonos . . .

KURZE VOKALE:

Ö
Mörser, östlich, örtlich . . .
Ü
Gelübde, gebürtig . . .
EI = AI (A E)
Ei, Seite, Teile, Fleiß, Geist, Weib, weinen . . .
AU (A O)
Faust, taugt, faul, auch . . .
ÄU = EU (O Ö)
Fäuste, heute, deuten, leuchten, scheußlich . . .
Y = Ü
Ybbs, Ypsilon . . .

LANGE VOKALE:

A

Hand, Magen, habt, brach, gemach, nach, Jagd, Magd, Schmach, Wal, Papst, Arzt, Art, Bad, zart, Gas, Spaß, Heimat, Heirat, Leichnam, –gal, –hal, –bar, –sam. . .

E

Schnee, ewig, Meter, Krebs, Pferd, Herd, stets, erst, Brezel, Lebkuchen, werden, Erz, Beet, Zehn. . .

I

vier, vierteilen, vielleicht, Nische. . .

O

Obacht, Obst, Probst, Vogt, Herzog, Mond, Mondsee, vor, Montag. . .

U

Fluch, Kuchen, ruchlos, du, Wuchs, Geburt, Urbild. . .

KURZE VOKALE:

A

Abend, Fall, Lamm, ab, das, am, an, was, hat, Nachbar, Walnuß, Bräutigam, Eidam, Garten, Karte, Marter, Schande, warten, Warze, Marschall, barsch, Klatsch. . .

E

endlich, trennen, Welle, Bett, weg, Bremse, es, UNBETONT: gekommen, vergangen, Vater, dauern. . .

I

Distel, vielerlei, vierzehn, vierzig. . .

O

Hochzeit, ob, Bischof, Brombeere, vom, von, Ort. . .

U

Bruch, Spruch, schluchzen, Urteil, Durst, Zukunft. . .

LOB DER VOKALE Das A bedeutet die Höhe und Weite, das O die Höhe und Tiefe, das E das Leere und Erhabene, das I das Leben und die Verwesung, das U die Zeugung und den Tod.
Im A rufen wir die Macht, im O das Licht, im E den Geist, im I das Fleisch und im U die mütterliche Erde an. An diese fünf Laute in ihrer Reinheit und in ihren Trübungen, Vermischungen und Durchdringungen tragen die Mitlaute die Mannigfaltigkeit des Stoffes und der Bewegung heran. ERNST JÜNGER

VI. KONSONANTEN

UM DEUTLICHE KONSONANTEN ERZEUGEN ZU KÖNNEN, MÜSSEN ZUNGE + LIPPEN + GAUMEN + KIEFER – LOCKER + BEFREIT AGIEREN. (**Nasenresonanz**)

		KONTROLLE
dies ist möglich	– wenn die Balance gegeben ist	Wohlgefühl
Körper im Lot	– Rückhalt in der Wirbelsäule	Aufrichtung
reflektorischer Einatem	– Öffnung der Nasenmuscheln	riechend
	Öffnung des eingehängten Kiefers	leicht gähnend
	Öffnung des Rachens + Brustraumes	Biß
automatischer Atemfluß	– Spannkraft	hecheln
Ansatzpunkt = Stimmsitz	– NG/J/H JA + NEIN	selbstverständlich

Training

- F=V V=W C=Z=TS X=KS QU=KW PF PS (Konsonantendiphtonge)
- B/P D/T G/K bs/pst ds/tst gs/kst ps/m ds/l, n ks/ng, j, h
- ST SP SCH S = weich + stimmhaft (gesummt) im Anlaut + nach R/L/M/N
- S = scharf + stimmlos im Auslaut + nach P/T
- CHS CH = vorderes (geflüstertes) nach I/E/Ä/Ö/Ü/EI/EU/L/M
- KS CH = hinteres (langsames K) nach A/O/U/AU/N/R
- L/N N/M N/NG L/N/M lili/lüdl, nini/nüdl, mimi/müdl
- ning/nüng/nöng/nang/neng/nong/nung/näng/ning
- R = kurz + gerollt nach A/E/I/O/U/Ä/Ö/Ü (vorne)
- R = lang + gefärbt wie Ä nach Dehnung A/E/I/O/U/Ä/Ö/Ü
- bp/brrt, prrt, dt/drrt, trrt, gk/grrt, krrt pfrr (Pferderl!) srrt/schrrt nr mr lr
- H J ich/chi ij/ji ach/cha aj/ja Jünger/jüngst/na-juchu/jöh (igitt!) ja?

VII. ARTIKULATION

EINSTELLUNG : VON DER ENTSPANNUNG in die gesamtkörperliche SPANNUNG KOMMEN
BEWEGLICHKEIT durch gähnen+schneuzen+Nase rümpfen+Schnoferl ziehen
ATEMKONTROLLE durch 2–3× schnüffeln + STIMMSITZ erproben mit NG/J
ARTIKULATIONSGEBIETE I. + II. + III. locker + leicht erkunden –
Schwachstellen herausfinden **+ am gut + sicher Gekonnten üben + aufbauen**

KLINGER		**ÖFFNUNGSLAUTE**		**STRÖMUNGSLAUTE**
I. ARTIKULATIONSGEBIET ZWISCHEN			**HINTERER ZUNGE + WEICHEM GAUMEN**	
NG	(G=unhörbar)	G	K	J H CH
NG / NGT	(G=hörbar)	GL/GT/GST/	KW=QU/KS=X=CHS	CHT/CHS/LCH/RCH/
II. ARTIKULATIONSGEBIET ZWISCHEN			**ZUNGENSPITZE + VORDEREM GAUMEN**	
N L R		D	T	S Z S
NF/PL/BL/KL/GL/FL/SCHL/DR/TR/BR/PR		ND/TD	TD	SCH/SP ZW SZ/ST
II. ARTIKULATIONSGEBIET ZWISCHEN				**DEN LIPPEN**
M		B	P	F V W
LM/RM/MM		BL/BR	PL/PR	FR/FT/NFT/MPF/PF/PFL/FF

ARTIKULATIONSORGANE

Lippen/Labiale – Zähne/Dentale – harter Gaumen/Palatale – weicher Gaumen/Velare – Nase/Nasale–
Zunge/Apikale – Zungenspitze/Apex – Zungenraum/Coronale – Zungenrücken/Dorsale – Zäpfchen/Uvulare –
– Kehlkopf/Laryngale – Rachen/Pharyngale – Zahndamm/Alveolare –

VIII. GELÄUFIGKEIT

ÜBUNGSPROGRAMM VON A – Z

Acht **b**rummige **C**ellisten **d**ösen **e**igensinnig, **f**lunkern **g**erissen, **h**eulen **i**rrsinnig, **j**aulen **k**läglich, **l**ecken **M**ilch, **n**uckeln **O**rangen, **p**iepsen **qu**iekend, **r**asseln **s**chaurig, **t**oben **u**nmäßig, **v**erblüffen **w**ackere **x**-beinige **Y**bbser **Z**willinge.

Barbara saß nah am Abhang, sang gar sangbar zaghaft langsam, mannhaft kam alsbald am Waldrand Abraham a Sancta Clara.
Nah dem Hage Tannen schwanken, alles strahlet abendprangend.
Es streben der Seele Gebete den helfenden Engeln entgegen,
entdeckend des Herzens Wehe, wenn Schmerzen es brennend verzehren.
Schneebedeckte feste Erde, lenzgeweckte erste Herde, Ceres Segen spendende, ewig Verderben wendende. Sende
den West dem Meere entgegen, spende der Erde quellenden Regen, lechzender Herde ersehnten Segen.
Spitzfindig ist die Liebe, sie minnt nicht immer blind,
wie sie sich listig zieret, wirkt sie mit Witz nicht minder.
Oben thront der Nonnen Kloster, voll von Trost voll hoher Wonne,
wohnen dorten fromme Nonnen, loben Gott vor Morgenrot.
Um den Turm wuchtet ein Sturm.
Nun, Roduro, mutvoll rufe! Du so ruhm-, so schuldlos duldend.
Es säuselt längs des Flusses. Schwer heran braust Donnersrollen.

KONTROLLE
LAUTSTARK ?
VOLLTÖNEND ?
DEUTLICHKEIT ?

DIPHTONGE

In den Händen lächelnder Mädchen glänzen die Kränze.
Verächtlich schlecht der Knecht sich rächte, der nächtlich nächst dem Pächter zechte.
Goethe, du schöner Lichtgekrönter, aus den höchsten Höh'n der Götter, du versöhnest schnell die Spötter.
Über der Wüste düstere Grüfte, führet die zürnenden Brüder vorüber.
Dürft ich nicht flüchtig dies üppige Mündchen süchtig ihr küssen?
Wie süß mich's durchglühet! Südliche Blüten, die trüg ich wie üblich.
Ein Weib beweist im Reisekleid, daß weit wie breit sei Maienzeit.
Es schaut aus blauen Augen so traurig auf die Frau.
Heul Sturm, dräuend beuge Bäume, streut das Heu, scheut die Leute.
Ein leuchtender Tau weilt heute auf der Au.
Danket, denket, darbet, duldet, nicht entrückt durch töricht Denken.
Da du dir doch den Tod durchdacht, den Dido durch den Dolch dort duldet.
Nicht weich ich doch solch einem Wicht, deucht's euch auch Nacht, Reichsacht doch wacht.

ÜBUNG MACHT DEN MEISTER: **FRÖHLICH + SPIELERISCH + FREUNDLICH**

BRRRR– – – t :/ Sch– – –t :/ hüaho– – – :/ hejo– – – :/ hallo– – –:/ **abgestützt!**

Frühstücksstübchen	Fischers Fritz fischt frische Fische
Abschiedssträußchen	Zwischen zwei Zwetschkenzweigen zwitschern zwei Schwalben
Frühlingslüftchen	In Ulm und um Ulm und rund um Ulm herum
Zweiundzwanzig Zwiebeln	Blaukraut bleibt Blaukraut und Brautkleid bleibt Brautkleid
Wissenschaftszentrum	Die Leute lassen sich nicht länger leiten
Holzklotzpflock	Es pocht und pocht, wer weckt uns in der Nacht
Ministerialrat	Drei Trantonnen, drei Teertonnen
Schachspiel, Wachsmaske	Der Cottbuser Postkutscher putzt den Cottbuser Postkutschkasten
Mancher Herzensgrund – ach	Hierher Hofhund, horch, hurtig huscht Hassan zur Hütte
Klipp–plapp–plick–klick–	klingt klapperichtig–knatternd trappend Pferdetrappel

1–2–Polizei,–3–4–Offizier,–5–6–alte Hex',–7–8–gute Nacht,–9–10–schlafen–gehn.

Backe, backe Kuchen, der Bäcker hat gerufen, wer will guten Kuchen backen, der muß haben 7 Sachen,
Eier + Schmalz, Butter + Salz, Milch + Mehl, Safran macht den Kuchen gehl.

Hopp–hopp–hopp–Pferdchen lauf Galopp! Über Stock und über Steine, aber brich dir nicht die Beine.

Heile, heile Segen, drei Tage Regen, drei Tage Schnee, es tut schon nimmer weh!

Ringa-ringa-reia-simma unser dreia-sitz' ma unterm Hollerbusch - mach ma alle husch-husch-husch.

IX. BETONUNG

BETONUNG soll der KLARHEIT und VERSTÄNDLICHKEIT des SINNES DIENEN

BETONUNG:	einsilbige Worte	:	Vokal
	mehrsilbige Worte	:	Stammsilbe
	zusammengesetzte Worte	:	Bestimmungswort
	Vokale werden lang durch	:	Dehnung/H + IE, Verdopplung, vor einfachen, Silbe abschließenden Konsonanten, Silbenauslaut.
	Vokale werden kurz	:	vor CK + SCH + CH
	Nachsilben werden lang	:	sam, sal, bar
	Vorsilben werden kurz	:	für, her, vor, ur, hin, un, an, da, er, zer, ver, ent, be, ge, zu, vom Wort trennen

AUSDRUCKSSKALA AUSNÜTZEN

Frage ? ? Ausruf ! ! Sprachmelodie :

Höhepunkte = Heben und Senken der Stimme
Wechsel von Lautstärken und Tempo
Mut zur Pause, Wesentliches betonen

KONTROLLE
SPRACHSINN
ENTWICKELN !
DEUTLICHKEIT
SPANNUNG ! !

Richtiges Sprechen ist ästhetisch leicht und führt zur Sprachpflege. Worte sind Bestandteil unseres Wesens, daher ist Sprache Transportmittel für unser Denken und Fühlen. Richtig angewandt führt es zu psychisch-geistiger Hygiene. (Ethik!)

Üblen Jargon meiden!

Ziel = gemütvolles, essentielles, gefühlvolles, effektives Sprechen. Forderung und Förderung von Qualität.

X. AUSSPRACHE

GUTE AUSSPRACHE KOMMT AUS DER EINHEIT VON KÖRPER – SEELE – GEIST.

Wer sich nach 2–3 Anleitungen oder Übungsfolgen, die die Haltung korrigieren und die Einstellung verbessern, nicht zielführend verhalten kann, hat eine tieferliegende Verspannung. Diese kann nur vorsichtig und behutsam mit Einbeziehung der Körpermitte aufgelöst werden. Die physischen und psychischen Schwachpunkte zu erkennen und sorgfältig zu schützen, gehört auch zur Kultur = Pflege der Sprache.

Gute Aussprache wird nur möglich durch **Beweglichkeit**:
des Mund- + Rachenraumes
der Nase + des Gaumens
der Rippen
des Echopunktes im Unterbauch,
der den Zug zum Zwerchfell auslöst.

Wer an seiner Aussprache etwas ändern will, muß:
von der notwendigen Änderung
aus sich heraus überzeugt sein,
die Ursachen der Fehleinstellung bzw.
Fehlentwicklung erkennen + beseitigen.

Wer den Sinn des Wortes erfaßt und ihn weitergeben will, bemüht sich ganz selbstverständlich um eine gute Aussprache. Etwas auszusprechen = dafür einzustehen.

Den Ursprüngen, tief verborgenen Weisheiten + Schönheiten der Sprache auf die Spur kommen, ist so unerschöpflich wie das Leben selbst. Freude, Dankbarkeit, Begeisterung, vermögen auch auf diesem Gebiet, uns zu wunderbaren Entwicklungen zu führen.

„Überall jedoch, wo er in seinen Ordnungen schaltet und waltet, ist der Mensch der unbeschränkte Herr über sein Wort, und dieser Freiheit entspricht eine Verantwortung, die sich bis zur bindenden Gewalt des Eides zu steigern vermag." ***Ernst Jünger***

Der Alltag muß zur Übung werden.
Die Arbeit – Übung – an sich hört nie auf.
Die Übung dient zur Erkenntnis der natürlichen Gesetzmäßigkeit.
Immer gibt der eigene Körper das Maß.
Alle Übung muß angenehm, wohltuend, weich u. wärmend sein.
Niemals etwas tun, was nicht im Einklang mit dem Körper-
bewußtsein ist. Die Schwere der Übung ist eigener Entschluß.
Ich bin für mich verantwortlich – ich denke – ich spüre –
ich rede – ich tue – ich lasse zu – ich lasse los –
ich nehme an – ich gebe ab –

GESETZMÄSSIGKEITEN IM KÖRPER ERKENNEN

LEBENSKREISLAUF

I. DAS LEBEN

II. DER MENSCH

III. POLARITÄT + RHYTHMUS

IV. SCHWERKRAFT + SCHWERPUNKT

V. GLEICHGEWICHT + LOT

VI. KONZENTRATION + DENKEN

VII. LERNEN + LEHREN

VIII. ERZIEHUNG

IX. THERAPIE

X. SELBSTFINDUNG

I. DAS LEBEN

Leben an sich ist kostbarstes Gut.
Leben ist immer Geschenk, für jeden nur durch sich selbst erfahrbar und erfaßbar.
Leben ist immer unersetzlich und durch nichts aufzuwiegen.

Wer das Leben haßt, haßt sich selbst.
Wer das Leben liebt, liebt sich selbst.
Wer sich selbst liebt, kann auch andere lieben.

Nur Selbsterfahrung führt zu Selbstverantwortung.
Nur Selbstverantwortung führt zu Verantwortung dem Mitmenschen
der Natur
der Gesellschaft
den Anliegen der Gemeinschaft
dem Fortbestand von Leben gegenüber.
Nur über die Selbstachtung ist jedermann die Achtung vor dem Leben erfahrbar.

Es gibt nur eine einzige Art richtig zu leben – NATÜRLICH –
DARAUF aufbauend sind ALLE Spielarten möglich, dann erst kann sich der ganze Mensch in seiner EINMALIGKEIT entwickeln – ZU SEIN – ZU TUN – ZU HABEN!

Leider haben nur wenige Menschen einen vernünftigen Überblick über die Zusammenhänge des Körpergeschehens. Die Auswirkungen von Geist und Gefühl auf den Körper sind wunderbar – doch immer nur durch jeden einzelnen selbst zu erspüren.

Jeder, der sucht und unter dem Verlorenen leidet, muß zu den Ursprüngen zurück:
nicht irgendwo – unerkennbar weit weg
nicht irgendwann – durch Beruf, Familie, Interessen keine Zeit
nicht bei irgendwem – finanziell nicht erschwinglich
sondern am besten JETZT – SOFORT – HIER AUF DER STELLE –
IN SICH SELBST DURCH DEN ATEM.
Wir kommen alleine auf die Welt und wir gehen allein von ihr, in schwierigsten Situationen sind wir allein auf uns gestellt, aber DIE NATUR hat vorgesorgt.

Der Atem zeigt uns alles – wir müssen nur hellhörig, scharfsinnig, tiefsichtig und aufrichtig WAHRNEHMEN und das Erkannte dann auch GESCHEHEN LASSEN und TUN.

II. DER MENSCH

Der Mensch ist eine Einheit von Körper – Seele – Geist.
Durch Fehlentwicklungen in jeder Richtung kann es zu Störungen kommen.
Es gibt vielerlei Unterstützungen von außen her, aber nur wer bereit ist,
die von innen kommende Hilfe aus sich selbst anzunehmen,
findet Heilung und wieder zur Einheit.
Jede Hilfe muß zur Selbsthilfe führen, soll sie zielführend sein.

Der erfüllt lebende Mensch ist Musterbeispiel.
Er spürt in sich die Verbindung zwischen Erde und Himmel,
er ruht, weil er sich bewußt dazu entschieden, in seiner Leibesmitte.
Er agiert selbstvertrauend und selbstbewußt,
er reagiert spontan und den Situationen angemessen. Er lebt gerne.
Er kann alles sein, er hat die Maßstäbe der Allgemeinheit durchschaut
und als das erkannt, wozu sie dienen : Hilfsmaßnahmen zum Leben.
Jeder in seiner Arbeit und seinen Beziehungen erfüllt lebende Mensch
anerkennt die Natur in sich, lernt aus seinen Fehlern,
findet immer wieder neue Möglichkeiten, Probleme und Konflikte zu lösen.
Ein Wissender tut – ganz einfach, natürlich und selbstverständlich.

Allein die Tatsache, daß wir den Körper als etwas Selbständiges, von uns fast Abgetrenntes empfinden können, zeigt uns die Entfernung von der Einheit.
Mein Leib ist mein Körper mit allem: Gefühl, Intellekt, Sensibilität, Empfindungen jeglicher Art, Erkrankungen und Veränderungen.
Das Geheimnis der Beglückung beim Anschauen von kleinen Kindern und Tieren liegt in der Einheit.
Auch beim Erwachsenen ist diese Einheit LEBBAR, alle wahrhaft Großen und Weisen zeigen uns die Möglichkeit der Erfüllung.
Wer bewußt seinen Schwerpunkt lebt, entwickelt sich wieder zu seiner verlorenen Ganzheit und ist keiner abgetrennten Bewegung oder Haltung mehr fähig.
Wer sich mit dem Körpergeschehen auseinandersetzt (Arzt, Heilpraktiker, Therapeut, Künstler, Sportler . . .) weiß um die Veränderbarkeit und vermag sie zu beeinflussen.
Der Mensch unterscheidet sich vom Tier durch die freie Entscheidung zum Bewußtsein.
Er kann sich aufrichten – muß damit seinen Schwerpunkt in Selbstverantwortung finden, tragen, beherrschen.
Er kann denken, überlegen, Schlüsse ziehen – Wortfindung in Sprache und Schrift.
Er kann sich entscheiden zu handeln – TUN = agieren + reagieren.
Er kann sich entschließen sich zu ändern – Reifungsprozeß und Selbstfindung.
Er kann sich bewußt einordnen (Gottfindung – Kosmos – Ewigkeit,) **Annahme der Vergänglichkeit.**

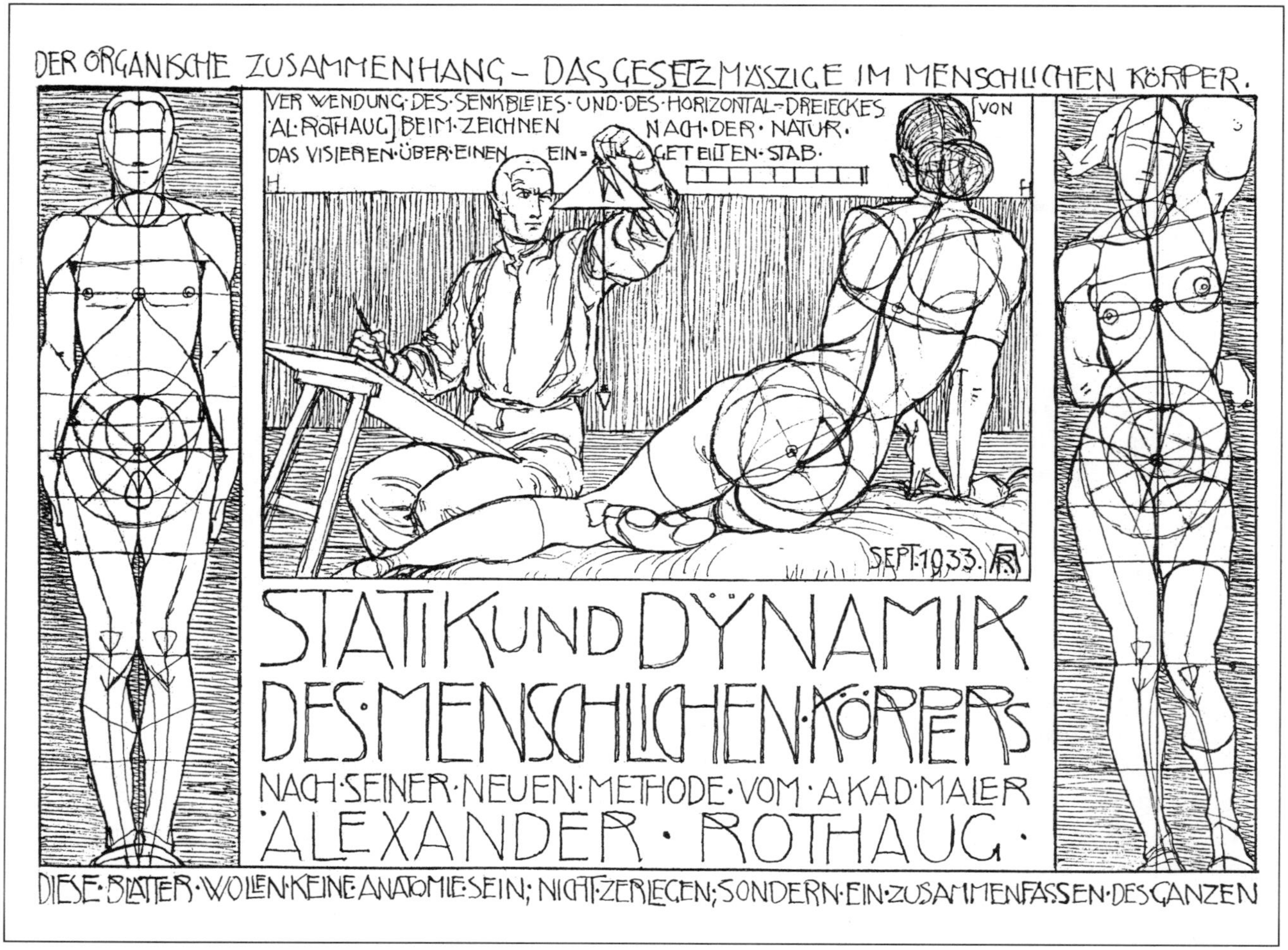
DER ORGANISCHE ZUSAMMENHANG – DAS GESETZMÄSZIGE IM MENSCHLICHEN KÖRPER.
VER WENDUNG·DES·SENKBLEIES·UND·DES·HORIZONTAL=DREIECKES [VON ·AL·ROTHAUG] BEIM·ZEICHNEN NACH·DER·NATUR·
DAS VISIEREN·ÜBER·EINEN EIN=GETEILTEN·STAB·
SEPT·1933.
STATIK UND DYNAMIK DES·MENSCHLICHEN·KÖRPERS
NACH·SEINER·NEUEN·METHODE·VOM·AKAD·MALER
·ALEXANDER·ROTHAUG·
DIESE·BLÄTTER·WOLLEN·KEINE·ANATOMIE·SEIN; NICHT·ZERLEGEN; SONDERN·EIN·ZUSAMMENFASSEN·DES·GANZEN

VERMÄCHTNIS

Johann Wolfgang Goethe

Kein Wesen kann zu nichts zerfallen!
Das Ew'ge regt sich fort in allen,
am Sein erhalte dich beglückt!
Das Sein ist ewig: denn Gesetze
bewahren die lebend'gen Schätze,
aus welchen sich das All geschmückt.

Das Wahre war schon längst gefunden,
hat edle Geisterschaft verbunden,
das alte Wahre fass' es an!
Verdank' es, Erdensohn, dem Weisen,
der ihr die Sonne zu umkreisen
und dem Geschwister wies die Bahn.

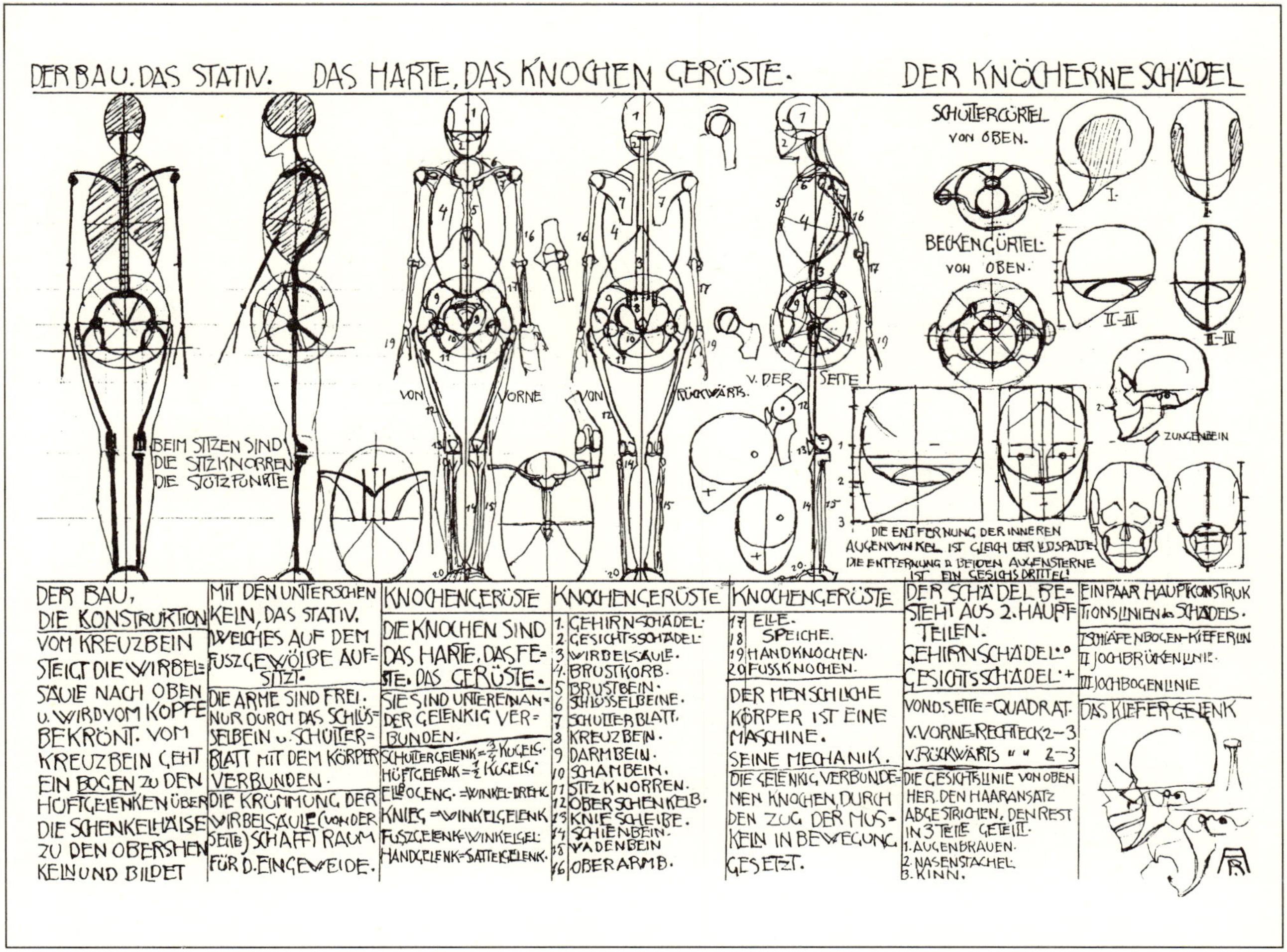

Sofort nun wende dich nach innen,
das Zentrum findest du da drinnen,
woran kein Edler zweifeln mag.
Wirst keine Regel da vermissen,
denn das selbständige Gewissen
ist Sonne deinem Sittentag.

Den Sinnen hast du dann zu trauen,
kein Falsches lassen sie dich schauen,
wenn dein Verstand dich wach erhält.
Mit frischem Blick bemerke freudig,
und wandle sicher wie geschmeidig
durch Auen reichbegabter Welt.

Genieße mäßig Füll' und Segen,
Vernunft sei überall zugegen,
wo Leben sich des Lebens freut.
Dann ist Vergangenheit beständig,
das Künftige voraus lebendig,
der Augenblick ist Ewigkeit.

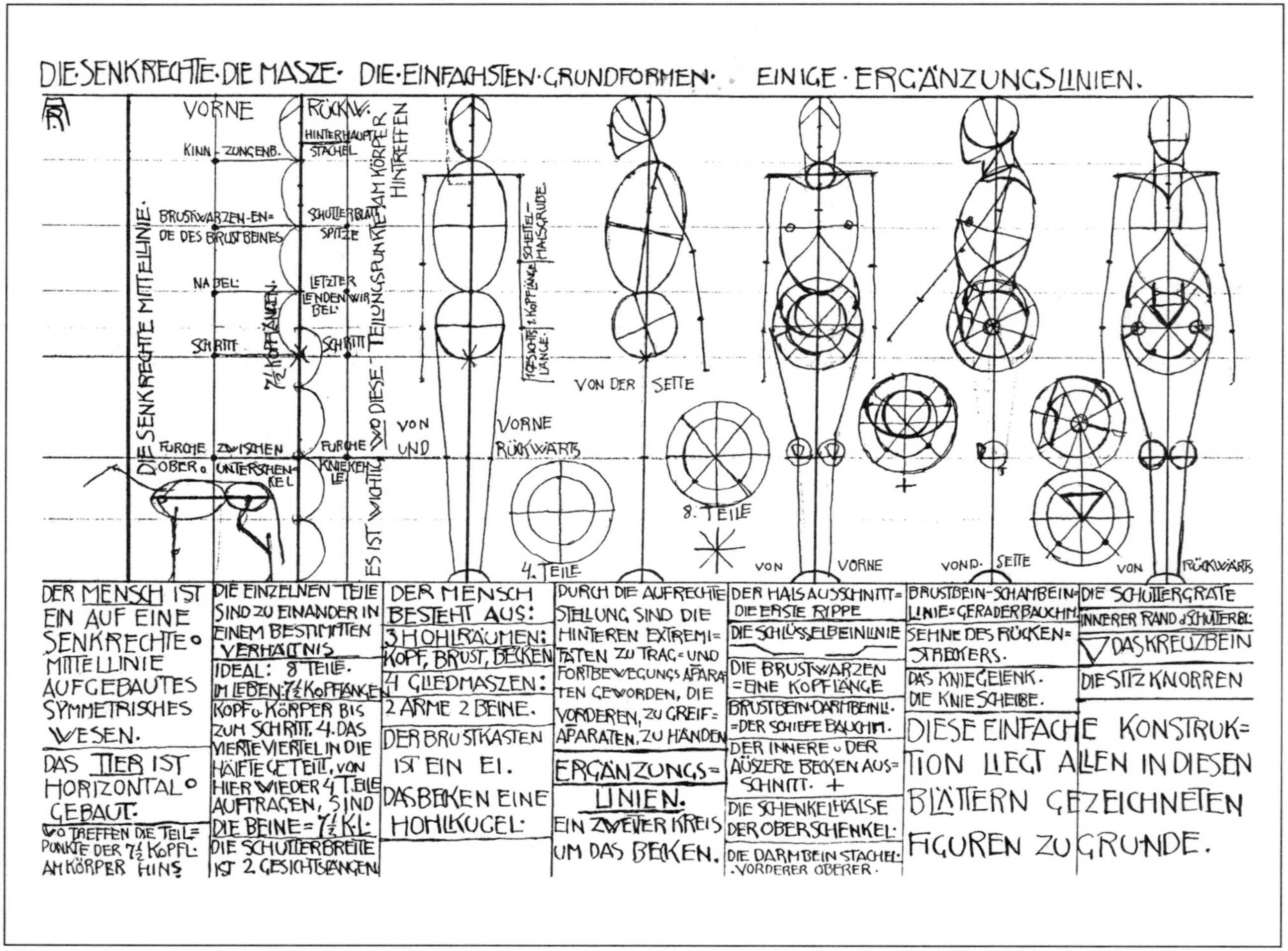

Und war es endlich dir gelungen,
und bist du vom Gefühl durchdrungen:
was fruchtbar ist, allein ist wahr;
du prüfst das allgemeine Walten,
es wird nach seiner Weise schalten,
geselle dich zur kleinsten Schar.

Und wie von altersher im Stillen
ein Liebewerk nach eignem Willen
der Philosoph, der Dichter schuf,
so wirst du schönste Gunst erzielen:
denn edlen Seelen vorzufühlen
ist wünschenswertester Beruf.

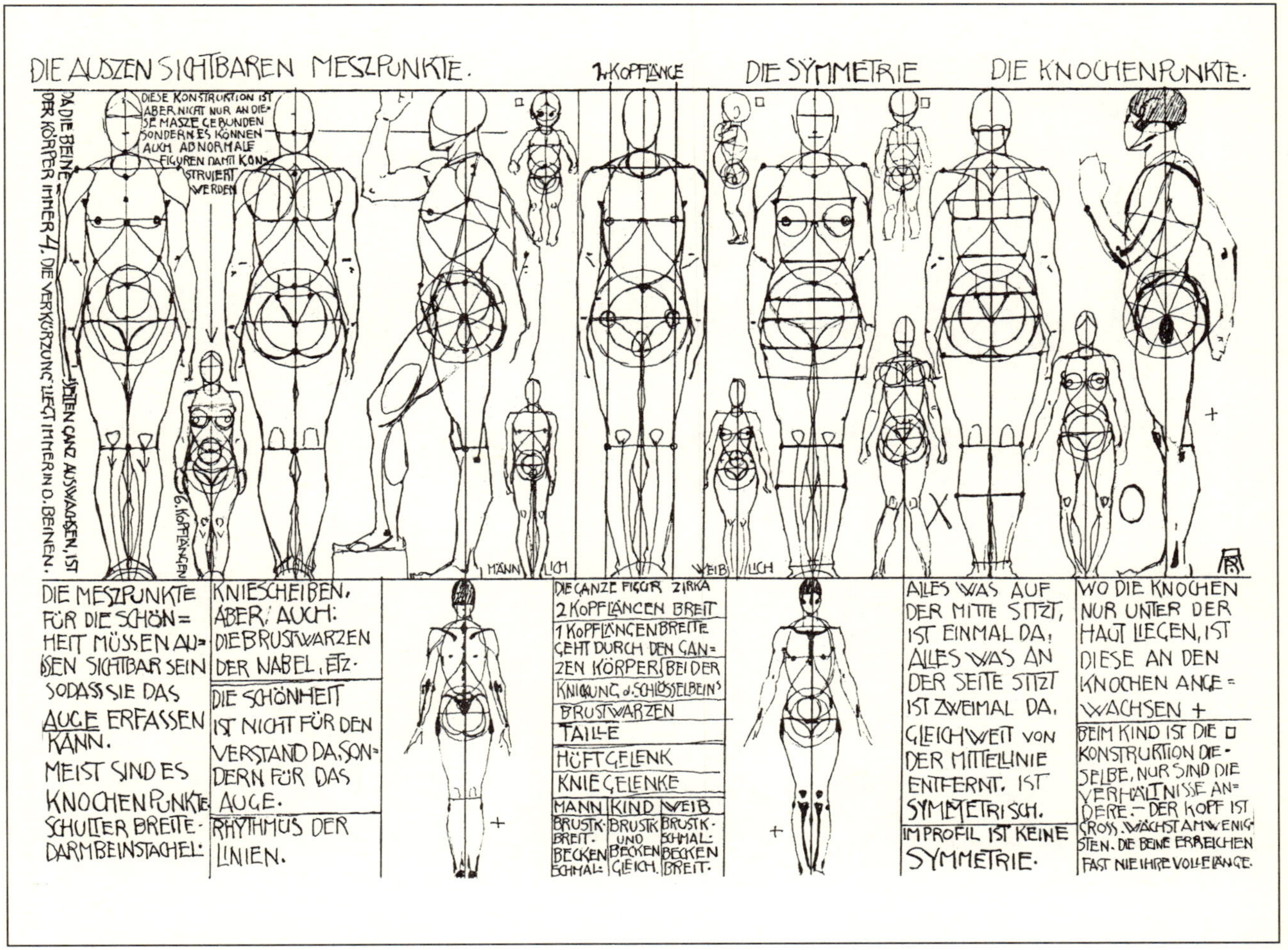

ZITAT: In der Kindheit fangen wir an, der Welt zu begegnen und die Antworten unseres Körpers formen unseren Charakter und unser erwachendes Bewußtsein. Die Gestalt des Körpers und die Form der Gefühle gehören zusammen. DER KÖRPER LÜGT NIE! Die Botschaften unseres Leibes helfen uns, das Bedürfnis nach Anerkennung und den Schmerz der Ablehnung zu überstehen. Die ununterbrochene Verbindung mit unserem Körper, unserem leiblichen Erleben als Quelle unseres Selbstbezugs entwickelt Gewißheit, Gesundheit, Vertrauen in der Gestaltung unseres Lebens und Freude an ihm.

Stanley Kelemen: Dein Körper mvg

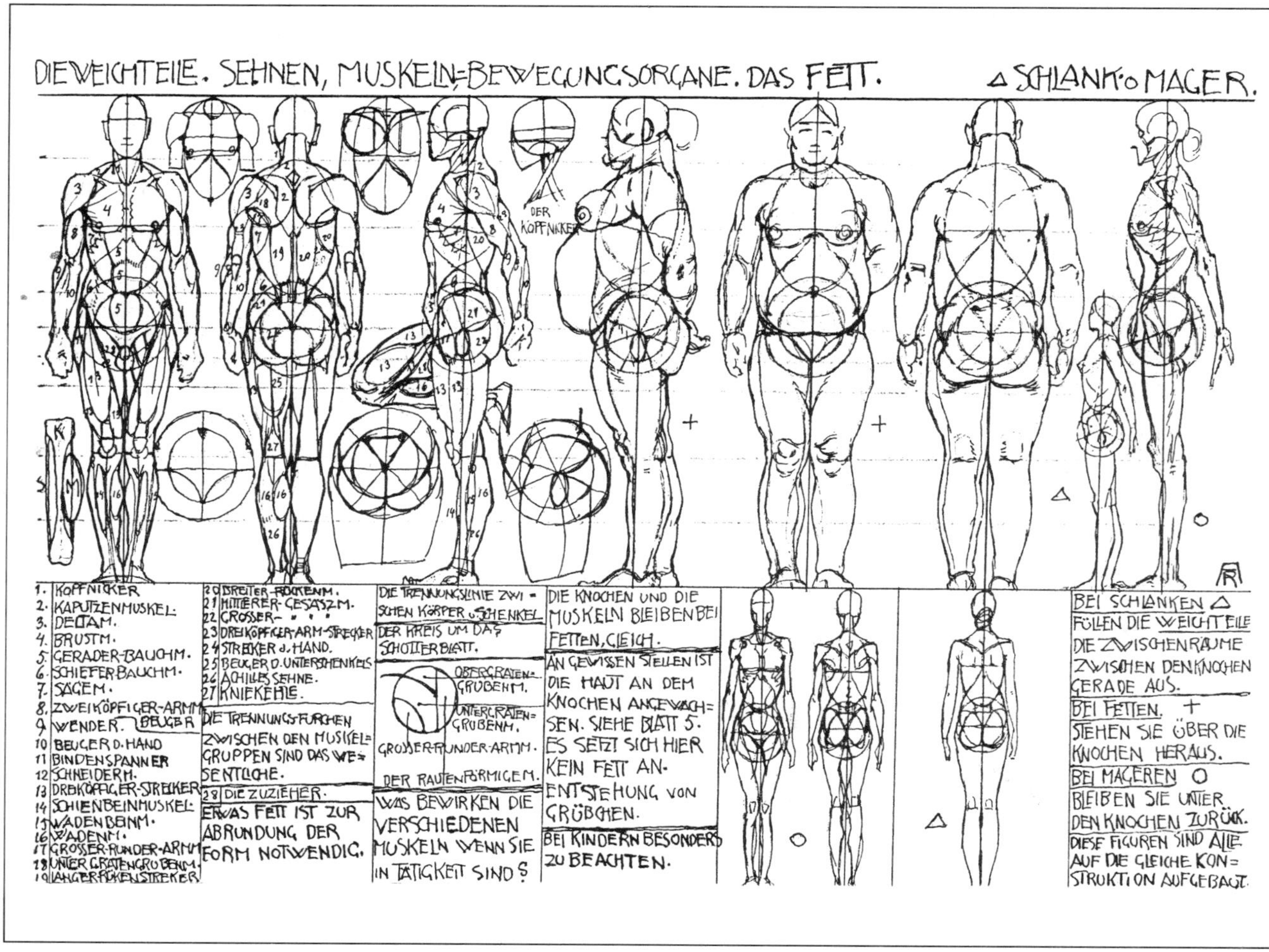

1 „Jede Veränderung des physiologischen Zustandes wird begleitet von einer entsprechenden, bewußten oder unbewußten, Veränderung des geistig-emotionalen Zustandes, und umgekehrt wird jede Veränderung des geistig-emotionalen Zustandes bewußt oder unbewußt begleitet von einer entsprechenden Veränderung des physiologischen Zustandes.“
Verbunden mit der Willenskraft erlaubt dieses PSYCHOPHYSIOLOGISCHE PRINZIP, daß sich ein natürlicher Vorgang – die psychosomatische Selbstregulierung – entfaltet.

Gerhard Eggetsberger: Kopftraining macht gesund, Verlag Orac 1992

DER MENSCH UND SEINE ATMUNG

Schwerpunkt	–	Echopunkt – Körpermitte
Ruheatmung	–	Arbeitsatmung
Atempause	–	Spannkraft
Atemsteuerung	–	Schaltstelle
Automatik	–	gesamtkörperlicher Einsatz
Wirbelsäule	–	selbsttätiger Atemfluß
Echo	–	Qualität
Sinne	–	innerliches Erspüren
Ausatem	–	Einatem
Urlaute	–	Bedingung
Schwingung	–	Lebenskreislauf

TRAINING AN ATEM + STIMME / ÜBERBLICK / **KURZPROGRAMM**

TIEFATMUNG: DEFINITION + ERKENNUNGSMÖGLICHKEIT

PSYCHOLOGISCHE ASPEKTE ZU ATMUNGSFEHLHALTUNGEN

DER MENSCH UND SEINE ATMUNG

Wie ein Mensch atmet – ist Spiegelbild seiner selbst.
Ein Mensch, der sich mit seiner Atmung beschäftigt – bewußt –, hat die Möglichkeit, sich kennenzulernen. Er beginnt, in sich zu horchen und nachzuspüren, ob er gesamtkörperlich weich nachgeben kann. Je nachdem, in welch körperlich – seelisch – geistiger Verfassung und Entwicklung er sich befindet, ist er fähig, seinen Atem anzunehmen.

Das Zentrum der Lebenskraft zu finden ist das (oft unausgesprochene) Ziel aller Atemanleitungen. Die vielfältigen, komplizierten, manchmal irreführendenAnweisungen aus den unterschiedlichsten Kulturen, darf man nur als **Hilfsmaßnahmen** benützen. Es kann immer nur darum gehen, die von innen aufsteigende Erkenntnis der eigenen Führung, in Selbstverantwortung anzunehmen.

Das Hauptkriterium der Atmung – die natürliche, gesunde Funktion und das perfekte Zusammenwirken des gesamten Leibes, gilt es zu entdecken und voll zu nützen.

Wer seinen Atem nicht fließen lassen kann, hält **immer** den Nasen-Rachenraum und damit korrespondierend die Beckenboden- und untere Bauchmuskulatur in zu großer Anspannung! Es gilt, diesen Zusammenhang zu erkennen, die Verbindung zwischen Rachen- und Beckenraum wieder herzustellen und in Besitz zu nehmen. Dann befreit sich von **ganz allein** die Körpermitte – der Echopunkt – das, was die Japaner als Hara, die Chinesen als Chi bezeichnen, das, was als Schwerpunkt des Leibes definiert ist.

Es gibt eine RUHEATMUNG und eine ARBEITSATMUNG, die in ihrer Wirkung auf den Körper vollkommen konträr ist. Nur aus der Unkenntnis dieses grundlegenden Prinzips ist die katastrophale Ausbildung mancher Sprecher, Sänger, Schauspieler und die falsche Auslegung der Yogaatmung zu erklären.

In der Ruheatmung fließt der Atem aus und ein, einem Pendel vergleichbar. Der Atem zeichnet sich im Idealfall durch völliges Gleichmaß aus.

Nur da entsteht eine Atempause, die abhängig ist vom Zeitmaß des Atemflusses. Fließt der Atem langsam ein, läßt er sich Zeit, bis er langsam wieder zurückfließt. Zieht der Atem schnell ein, zieht er auch schnell hinaus, ohne langen Aufenthalt. Der Körper wird durch den Einatem gedehnt, der Ausatem entläßt den Körper wieder aus dieser Dehnung. Es entsteht keinerlei Spannkraft. Jeder echte Gähnvorgang vermittelt dieses Gefühl. Dieser Vorgang dient der größtmöglichen Lockerung durch weiches Nachgeben. Normalerweise führt uns der Tiefschlaf in diesen Zustand.

In der Arbeitsatmung dehnt auch der Einatem den Körper auf, aber nun bleibt genau diese Dehnung durch die in Aktion verwandelte Luft – Bewegung – Wort – Ton – bestehen. Diese Anspannung, die ich als **Spannkraft** bezeichne, läßt den Körper schwingen. Der Ausatem bedingt den Einatem, aber in ganz anderem Rhythmus als in der Ruheatmung. Aus dem Gleichmaß AUS + EIN, entweder lang + lang oder kurz + kurz entsteht nun ein lang = aus + kurz = ein.

Die pendelförmige Bewegung des Hin und Her in der Ruheatmung hat sich in eine kreisförmige, durchschwingende Bewegung verwandelt – wie bei einer sich durchdrehenden Schaukel. Wo nicht der Ausatem strömt, fließt der Einatem ein. Eine dem Menschen zeitlich vorstellbare Pause gibt es nicht. Die Beeinflussung des Atemgeschehens ist nur über den Ausatem möglich. Ist die Spannkraft eine echte – das heißt, bis zum letzten Moment andauernde – löst sie in perfekter Art und Weise den Reflex zum Einatem aus. Jetzt erst erschließt sich eine Bewußtheit für das Geschenk der Natur – die automatische Atemsteuerung.

Das Kennzeichen der **automatischen Atemsteuerung** ist ein unbehindert frei schwingendes Zwerchfell. Da es in der Ruheatmung keine Spannkraft, sondern nur eine Dehnung gibt, ist es besonders wichtig, sich des grundsätzlichen Unterschiedes zwischen Dehnung und Spannung bewußt zu werden.

Bei der Arbeitsatmung bleibt das Zwerchfell in der Dehnung angespannt und verlangt vom Körper eine Unterstützung. Ist der Mensch in seiner Mitte verankert – seinem Schwerpunkt im Unterbauch, dem Chi = Zentrum = Hara – greifen alle Körperfunktionen ganz automatisch richtig ineinander und schaukeln sich gegenseitig zu immer weitgreifenderem Schwung auf. Dieser wunderbare Mechanismus der Natur funktioniert aber nur, **wenn der Atemfluß die Schaltstelle im oberen Nasen-Rachenraum** passiert. Nur dann holt sich der Körper von ganz allein die Unterstützung, die die jeweilige Lautgebung oder Bewegung fordert.

Diese Unterstützung ist eine **gesamtkörperliche** und zieht sich von den Fußsohlen bis zum Schädeldach. Nur wenn das Fersenbein die Hauptlast des Körpers trägt, kann die Aufrichtung im Fußgewölbe (Kahnbein) stattfinden. Automatisch werden dadurch die richtigen Muskelzüge betätigt. Der Gesäßmuskel hat die Hauptarbeit zu verrichten und ermöglicht dadurch der Wirbelsäule die Lotung. Die Rückenkraft hält den Kopf im Gleichgewicht und beschert die richtige Haltung.
DANN KANN DAS GAUMENSEGEL LOCKER SCHWINGEN.

Der Kreislauf des körperlichen Einsatzes ist vom Atem, von der Muskulatur, von den Sehnen- und Nervenbahnen her abgesichert und bietet durch die rhythmische An- und Abspannung allen zirkulierenden Säften freien Durchfluß.

Jede instinktive Lautgebung, jeder gut sitzende Ton, jedes richtig klingende Wort, jede im Schwerpunkt verankerte Bewegung erzeugt im eigenen Körper ein **Echo**. Wird dies erspürt und erhört, beginnt man sich wohlzufühlen und diese Kraftquelle bewußt zu nützen. Ein sicheres Selbstbewußtsein ist die Folge, und das Vermögen, durch das, **was man sagt und tut, ein Echo zu erzeugen**. Das Wohlgefühl breitet sich durch das unbehindert schwingende, sich an- und abspannende Zwerchfell aus. Das Zwerchfell ist glokkenförmig, wird gezogen und muß daher bei perfekter Funktion hängen. Das ist nur möglich, wenn die Wirbelsäule im Lot ist.

Hat der Mensch das Maß für das Lot verloren, hat sich ganz automatisch der Schwerpunkt verschoben, das Verständnis und Gefühl für den Tiefatem, die echte Funktion der Körperzugkraft, der Zusammenhang zwischen Psyche und Physis ist in Verlust geraten.

Der Sinn der Übung besteht darin, sich zu loten – sich selbst zu finden.

Es gilt, die natürliche Funktion zurückzugewinnen und durch diese Erfahrung die Vorstellung zu korrigieren. Dies geschieht in schneller Weise, wenn man seine **Wirbelsäule** bewegt, das Steißbein als Anfangspunkt und den Kopf als Endpunkt empfinden lernt, und **durch diese Bewegung den Atem fließen läßt.**
Diese Bewegung der Wirbelsäule ist am eindrucksvollsten nachzuvollziehen, indem man seinem Körper

die Vierfachunterstützung durch die Gliedmaßen gönnt – Tierstellung. Indem man sein Steißbein nach unten gezogen fühlt, im gesamten Rücken sich zum Katzenbuckel dehnt und den Kopf in natürlicher Weise hängenläßt und DABEI AUSATMET. Das Steißbein beginnt wieder mit der Gegenbewegung, durch die Muskelzüge fällt der Atem herein und nimmt den Kopf mit.

Wichtig dabei ist, seinen Atem **NIE** anzuhalten – weder im Aus- noch im Einströmen und schon gar nicht dazwischen – bis das Gefühl des **selbsttätigen Fließens** das Bewußtsein voll erfüllt. Dann gilt es, diese Erfahrung aus dem Knieen im Liegen, Sitzen, Stehen und Gehen ohne qualitative Veränderung nachzuvollziehen.

Der Qualitätsunterschied besteht darin, ob das Wort, der Ton, die Bewegung,
eine automatische oder eine mechanische ist.

Die **automatische Reaktion** ist konzentriert, läßt Empfindung und Denkvermögen in adäquater Weise mitgehen. Bei der mechanischen Bewegung, dem Ton, dem Wort, fehlt die Verankerung in der Leibesmitte – Konzentration und Empfindung sind ausgeschlossen.

Nur eine meisterliche Beherrschung des Schwerpunktes schenkt die Erkenntnis des Wesentlichen – und ermöglicht dadurch die Bestimmung des Wertes.

Echte Hilfe besteht darin, das Selbstwertgefühl des Menschen wieder soweit zu festigen, daß er Vertrauen zu sich selbst gewinnt und mutig seinen natürlichen Reaktionen nachspürt.

Das kann man nur, wenn man bewußt seine **Sinne** einsetzt.

Diese sinnliche Wahrnehmung ist die Basis für das menschliche Leben. In unserer technisierten Zeit wird der Wert der Sinne oft gering geachtet. Moralische Wertungen ungeprüft zu übernehmen stiftet ebenso Verwirrung. Der wichtigste Sinn ist das Riechorgan. Dieser führt nämlich genau ins Zentrum und fördert von sich aus die anderen Sinnesorgane zur intensiveren Tätigkeit heraus. Wer richtig atmet, beginnt besser zu schauen, zu hören, zu tasten und zu schmecken. Über allen Sinneseindrücken steht aber das einigende, **innerliche Erspüren**. Dann nämlich erst können Intellekt und Gefühl aus der gewonnenen Erkenntnis eine weiterführende Erfahrung machen, die sinnvoll ist. So erschließt sich des Lebens Sinn, daher:

der Sinn des Lebens ist nur einen Atemzug entfernt!

Von der Natur vorgesehen ist die instinktive Aktion eines lockeren Körpers die richtige Reaktion – eben die gesunde Spannkraft.

Jede Anspannung braucht eine gleichwertige Abspannung, findet dieser Ausgleich nicht statt, bleibt eine Restspannung bestehen, die nur ein tiefer Atem aufzulösen vermag.

Entspannung findet sowohl in der Ruheatmung als auch in der Arbeitsatmung statt. In der Ruheatmung wird im **Ausatem** der Körper einfach aus der Dehnung entlassen, und in der Arbeitsatmung bringt – je nach Verfassung des Körpers blitzschnell – der **Einatem** die Entspannung und setzt damit das Maß für die Anspannung. Die Ein- bzw. Umstellung zur Arbeitsatmung schaltet sich im Idealfall ganz automatisch durch das Wachbewußtsein bzw. durch die Lautgebung oder Bewegung ein – wie beim Baby.

Lockerheit ist nicht mit Spannungslosigkeit zu verwechseln, sondern gleichzusetzen mit der dem Organismus tiefst und weitgreifendsten Ausschwingung. **Das Einfügen in den Atemrhythmus macht locker.**

Gelingt es, sich im Wachzustand – im Denken, Erspüren und Tun – in einen Zustand der Ruheatmung zu bringen und sich diesem gleichmäßigen Atemrhythmus einzuordnen, wird man fähig, seine lebensspendende Funktion zu erkennen. In dieser gleichmäßigen **Schwingung** regeneriert sich der ganze Organismus in phantastisch schneller Art und Weise. Das schafft eine wohltuende Vertrauensbasis, die das Bewußtsein stärkt, den Schwerpunkt festigt und die Gedanken und Gefühle ordnet. Aus dieser Beruhigung heraus kann man es zulassen, daß sich der Körper selbsttätig – automatisch – in sein Wachbewußtsein einschwingt und seine Zugkraft entwickelt.

Ein freudiges, sicheres und zufriedenes Gefühl ist die Folge.

Der Sinn aller Atemübungen ist ein zweifacher.
In der Ruheatmung gilt es, seinen Tiefatem wieder herzustellen und
die Ansatzpunkte zu entdecken.
In der Arbeitsatmung geht es darum, seine Spannkraft zu finden und
die Ansatzpunkte belastbar zu machen.
Hilfreich bei beiden Atmungsarten ist anfangs immer: AUSZUATMEN DURCH DIE NASE

Wer wieder lernt, seinen Einatem als Geschenk anzunehmen, wird bald darauf belohnt mit der Erkenntnis des reflektorischen Atemeinfalls, auf dem er seine Spannkraft aufbauen kann, die immer mit der Rachendehnung zusammenhängt. Atemübungen, die einen bestimmten Rhythmus verlangen, darf man erst ausführen, will man nicht in die Irre gehen, bis der automatische, von der eigenen Natur vorgegebene Atemkreislauf bewußt geworden ist und die Ansatzpunkte beherrscht werden. Darum sollte man sich **täglich** für eine kleine Weile zurückziehen und auf einer harten Unterlage – am besten am Boden liegend – sowohl am Rücken mit aufgestellten Füßen, als auch am Bauch ausgestreckt, einige Male durchatmen. **Es geschehen lassen**, daß der Einatem die Bauchdecke in ihrer Gesamtheit bis zur Schenkelbeuge und zum Schambein hebt und daß der Ausatem durch eine kleine abwärtsziehende Bewegung, die vom Steißbein ausgeht, zum Bauch vorgreift und ihn einzieht, ausgelöst wird. So lange üben, bis die Erkenntnis im Körper spürbar ist, **daß der Ausatem den Einatem bedingt**.

Ausgesprochen schädlich ist es, mit der Ruheatmung Töne zu erzeugen.
Der Übergang von der Ruheatmung zur Arbeitsatmung ist nur zu schaffen mit den **Urlauten : gähnen = Entspannung + stöhnen = Dehnung**. Über **schneuzen, niesen, schnüffeln, brummen. lachen, weinen** kommt man dann in die Arbeitsatmung.

Wer nach Beendigung eines Lautes weiter ausatmet, befindet sich noch in der Ruheatmung. Es ist ein Zeichen dafür, daß der Körper noch nicht locker genug, die Muskulatur noch nicht genügend gedehnt ist. Also weiter gähnen und stöhnen, bis die Bereitschaft zur Spannkraft ganz von selber aufsteigt.

Für Menschen, die über einen längeren Zeitraum ihren Tiefatem unterbunden haben, ist es ein herrlich befreiendes Gefühl, ein großes „aha" Erlebnis, ihren Atem, ihre Stimme wieder zu spüren. Meist ist es verbunden mit einer blitzartigen Erkenntnis der eigenen Fehlhaltung. Nur wer bereit ist, diesen neu entdeckten Kreislauf des Atemgeschehens im Alltag – mit jedem Atemzug – **zu leben**, findet die Kraft zur Änderung – und dies ist **immer** Folge der Schwerpunktsfindung.

Jetzt gilt es, den für sich richtigen Lehrer zu finden. Der wahre Meister hat Einsicht, Geduld, Verständnis für Rückschläge und ist vor allem immer wieder bereit, ganz von vorne anzufangen, bis die Schwerpunktsfindung ABSOLUT sichergestellt ist.

Leider wird gerade mit Atemübungen viel Unfug getrieben. Man kann auch hier übertreiben – wie beim Essen, Trinken, Sporteln, Arbeiten und sonstigen Genüssen. Wer seine **Grundbedürfnisse erfüllt**, braucht keine, wie immer geartete Ersatzbefriedigung. Wer in sich horcht, seinen natürlichen Empfindungen nachgibt, sich weder von jemand anderem, noch von sich selbst in eine Zwangslage bringen läßt, Freude und Zufriedenheit aufsteigen fühlt, ist auf dem **richtigen Weg**. Erst gilt es loszulassen – die Fehlhaltung – und nach der Erkenntnis mutig das Notwendige zu tun.

Immer bleibt, so lange man am Leben ist, das Schwingen von Pol zu Pol das Maß.

TRAINING AN ATEM + STIMME — ÜBERBLICK

1) ATEMFÜHRUNG — **TRAINING: ausatmen – Atemgeräusch „HÄ"**

Nur ein gut geführter Atem = einer, der den Einatem als Reflex erfolgen läßt = trainiert die Atemkraft, bringt echte Entspannung und läßt die Stimme voll erklingen.

2) ZWERCHFELL — **TRAINING: hecheln – erschrecken – Affekt – affektiert**

Das Zwerchfell funktioniert – wie jede hängende Glocke – nur durch Z u g vom Echopunkt aus,
der mit dem Ansatzpunkt im Nasen-Rachenraum gekoppelt ist = Innervierung!
Ganz leicht mit Niesen „ha–p–t–schi–j" + 2–3× Schnüffeln nachzuvollziehen.

3) SPANNKRAFT — **TRAINING: tierische Lautgebung – NG**

Ein Ton klingt so lange gesund und natürlich, als er auf der gesunden Spannkraft schwingt – wie ein Ball, der auf einem Wasserstrahl tanzt! Spürbar im Unterbauch, in der Taille, bis zum Lendenwirbel! Die meiste Luft wird durch die Spannkraft zurückgehalten, es kommt nur soviel zum Klingen, wie der jeweilige Ton sich von selbst nimmt, gesteuert von der Intensität der Tongebung!

4) ATEMBEWEGUNG — **TRAINING: Körperbeweglichkeit – freudiger Ruf „jöh"**

Je flexibler der Echopunkt Zugkraft annimmt und weitergibt: Lenden sich dehnen, Lendenwirbelsäule sich streckt und sofort beim Absetzen des Tones sich reflexartig entspannt, den ganzen Körper rhythmisch mitentspannt und sofort – BLITZARTIG – mit dem Ansatz des neuen Tones der gesamte Körper wieder in der gesunden, alles ermöglichenden Spannkraft schwingt, desto intensiver das Gefühl, daß der Atem vom Beckenboden, bzw. unter den Fußsohlen bis zur Schädeldecke den ganzen Körper in eine schwingende Spannung versetzt.

5) TONANSATZ — **TRAINING: staunend+gähnend+riechend offen sein / NG / HÄ / J**

Tonansatz entsteht nur durch zurückgehaltene Luft. Muskuläres Training der Sprechwerkzeuge ist Grundvoraussetzung zur Luftführung. Die Zungenspitze **(ts, ts)** hinter den oberen Schneidezähnen

(harter Gaumen), der Zungengrund **(ks, ks)**, die Lippen **(bs, bs)** – dabei ist die Zungenspitze hinter den unteren Schneidezähnen – **formen den Luftstrom,** der zurückgehalten, den **weichen Gaumen** aufdehnt und somit stärkt. Gelingt dies, öffnet sich der **Nasen-** und **Rachenraum**. Nun erschließen sich die **gesundmachenden Resonanzräume im Kopf,** die durch die Bildung der klingenden Konsonanten L – N–M–NG–SCH–S–R–W die **gesunderhaltenden Resonanzräume in der Brust** wecken und stärken. Fehlhaltungen in dieser Region basieren auf Unlust oder Angst! Sind diese Empfindungen zu lange wirksam, führen sie zu Unbeweglichkeit geistig, seelisch, körperlicher Art und verhindern gesunde, normale Stimmfunktion.

6) **KLANGBILDUNG** **TRAINING: lachen + weinen + niesen + rufen**
Genau in der Mitte des Kopfes in Augen + Ohren + Nasen + Zäpfchenhöhe im oberen Rachenraum ist der Ansatzpunkt = Stimmsitz = der Kernpunkt der Klangbildung. Der Atem, als Träger des Klanges m u ß – soll er sich in gesunden, tragfähigen Klang verwandeln – i m m e r diese Stelle passieren. Weder beim Phonieren und Artikulieren, noch bei irgend einer anderen Tätigkeit, darf dieser Raum ausgeschaltet werden. EIN UNUNTERBROCHENER ATEMFLUSS ÜBER DIESE STELLE GEWÄHRLEISTET GESUNDHEIT AN KÖRPER+SEELE+GEIST.

7) **KLANGSTEUERUNG** **TRAINING: spielerische Tongebung – vor allem miauen + bellen**
ERZIEHUNG zur Weichwandigkeit der weit geöffneten Klangräume. Gelingt n u r durch bestens trainierten + perfekt sitzenden Atemzug (Kreislauf zwischen Ansatzpunkt/Kopfmitte + Echopunkt/Unterbauch), unterstützt durch Beweglichkeit der Nase, Lippen, Zunge, des Rachens+Gaumens, der Wirbelsäule, Nacken- + Rückenmuskulatur + Fersen = Lotfindung! Ergibt sich aus der Offenheit der Sinne + des Körpers, + der Bereitschaft + dem Willen tätig zu sein = Spannkraft!
Begeisterung schafft Durchhaltevermögen!
„KUNST BEGINNT, WO TECHNIK ENDET." Antonio Porpora 1686–1760

8) **KIEFER- + KÖRPERÖFFNUNG** **TRAINING: Biß – erbrechen – hecheln –lächeln**
Die neuralgischen Punkte sind die Kiefergelenke. N u r eine echte Kieferöffnung ohne Ausweichen öffnet Rachen- + Brustraum und sichert den Haltepunkt im Nacken und Lendenwirbel.
Meist nur durch hartes und ganz bewußtes Trainieren wieder verfügbar zu machen, da der Verlust der natürlichen Öffnung i m m e r auf einer psychischen Fehlhaltung basiert, die sich körperlich manifestiert hat (Muskelverspannungen, Körperfehlhaltungen). Die bewußte Haltung des offenen Körpers durch Zug herein (Wirkung wie Zaumzeug bei Tieren) gibt die Freiheit zum automatischen Ablauf, auf dem die geschulte Stimme g e s i c h e r t ablaufen kann.

9) **LEISTUNGSFÄHIGKEIT** **TRAINING: schwungvoll üben – gesamtkörperliche Spannkraft**
Echte, gesunderhaltende Leistungsfähigkeit ist **immer Folge von guter Anspannung und Entspannung**, die die Tiefatmung fordert und fördert und somit zu einer guten Sauerstoffversorgung des Gehirns, des Körpers führt. Die Sicherung des normalen = natürlichen = gesunden Ablaufs, drückt sich durch Instinktsicherheit aus, dies dokumentiert sich in **Flexibilität** = spontane Spannfähigkeit. Die natürliche Beherrschung der Reflexe (Streck- Atem- Gehreflex = Eutonie!) führt zu Leistung

und Qualität – die erstrebenswert ist, weil sie zufriedenstellt im mentalen, physisch-psychischen, geistig-seelischen, ethischen Anspruch. **Das zielführende, korrekte Training besteht immer in der Absicherung der natürlichen Funktion**, d. h. der Einatem wirkt wie ein Saugreflex, der die Körperaufrichtung schenkt und es dem Menschen, der sich durch die Tiefatmung gestärkt fühlt, ermöglicht, in der Ausatmung die Aufrichtung (gewachsenes Hohlkreuz, Brustbeinhebung) beizubehalten. Erst da bewährt sich die Spannkraft in der Taille und jetzt wirkt sich die Zwerchfelltätigkeit in der Leiste und Lende besonders gut aus. Im Schwerpunkt des Leibes = Kreuzpunkt (Taoismus = Tor des Lebens zw. 2. + 3. LW, genau gegenüber dem Nabel) entsteht ein wunderbar gutes Haltegefühl und im Nabel ein Anlehngefühl. Ist diese Empfindung stimmig, hat man in der Taille ein kreisrundes, stützendes, muskuläres, nach außen drängendes Körpergespür, das im Damm eine Festigkeit erzeugt, die im Kopf- und Brustraum ein Resonanzgefühl ermöglicht: **Grundlautierung, Normalton** – Wohlgefühl „mmh, wie gut" – Widerstand „nnh, wie schlecht". Zu geringe oder überhöhte Sauerstoffversorgung (Hypo- oder Hyperventilation) vermag die Spannfähigkeit (Muskeltonus, Flexibilität) des Körpers – der Stimme zu verändern. **Hilfreich ist immer, Eigenverantwortung zu entwickeln und die Not – wendigkeit bittend + dankend in Gang zu bringen**.

10) STIMMSCHÄDEN TRAINING: 1. SCHWEIGEN 2. RICHTIG ATMEN

Liegt ein organischer Schaden vor (Stimmbänder–Heiserkeit) heißt es: schweigen bis zur Ausheilung. Jede Heiserkeit, die sich über 3–4 Wochen hinzieht, gleich welchen Ausmaßes, sollte unbedingt ärztlich behandelt werden. Es gibt zahlreiche organische Kehlkopfkrankheiten, eine funktionelle Stimmstörung liegt dann vor, wenn erstere ausgeschaltet werden können. Störungen des endokrinen Systems – Drüsen – können den Klangcharakter, den Stimmumfang und die Leistungsfähigkeit des Organs, bzw. des ganzen Körpers sehr beeinflussen.

Funktionelle Stimmstörungen sind eine instinktive Hilfsmaßnahme des Körpers als Ausgleich für eine Fehlfunktion (Yin Yang Prinzip). Erst bewußte Wahrnehmung (Leidensdruck!), führt zur Erkenntnis der Fehlhaltung, die zur Änderung oder Resignation führt. **Ziel ist freie Schwingungsfähigkeit des Körpers durch befreiende Tiefatmung und korrekte Haltung, die sich in gesunder Stimmfunktion dokumentieren**.

Die Prophylaxe (Vorbeugung) ist für die Erhaltung der Stimme mehr wert als die beste Therapie.
Vor- + fürsorgliche Pflege:

Abhärten gegen Erkältungskrankheiten durch Wechsel von KALT/WARM,
Durchblutungsförderung z. B. Bürstenmassage, Wickel, . . .
Nasenatmung – besonders bei kalter, rauher, trockener Luft, Staub, . . .
keine Stimmbelastung bei Erkrankung oder großer Müdigkeit,
keine Stimmbelastung nach Inhalation, Sauna = Aufweichung der Schleimhäute.
keine Stimmbelastung bei Rauch und Zugluft = Austrocknung der Schleimhäute.

Die beste Abhärtungsmethode ist ein tägliches Training, das zur Stärkung des ganzen Körpers dient. Nach einer Erkrankung die Gesundung aller Organe anzustreben + l a n g s a m aufbauendes Training, sind die Grundvoraussetzungen, um die Funktionstüchtigkeit der Stimme zu erhalten.

KURZPROGRAMM	ELEMENTAREINSTELLUNG	GEBOTE
mit Gähnen	sich anspannen + entspannen	Anspannung / Entspannung
mit Stöhnen	sich dehnen / diagonal	Öffnung
mit Schnüffeln	Schwerpunkt finden	Zentrierung
mit gutem Anlehngefühl	Lotung erspüren/Fersen/Kreuz/Nacken	Lotfindung
mit Niesen	Atemdurchlauf kontrollieren	Atemreflex
mit Seufzen	günstigsten Tonbereich finden / Nase	Eigentonfindung
mit Hecheln	in Bereitschaft einwiegen	Bereitschaft
mit Summen	NG/J = Biß = Spannkraft fühlen	Tatkraft

	TUN spontan agieren + reagieren	**Selbstverständlichkeit**
Kontrolle	überzeugt von guter Einstellung ?	Selbstvertrauen
	Mitteilungsbedürfnis ?	Zuwendung
	Hinwendung zum DU möglich ?	Aufmerksamkeit
	Hellhörigkeit ?	Lernbereitschaft
	Klarsichtigkeit ?	Selbstbewußtsein
	Spürsinn ?	Spontaneität
	offene Nase ?	Reaktionsvermögen
	Aufmerksamkeit ?	Freude

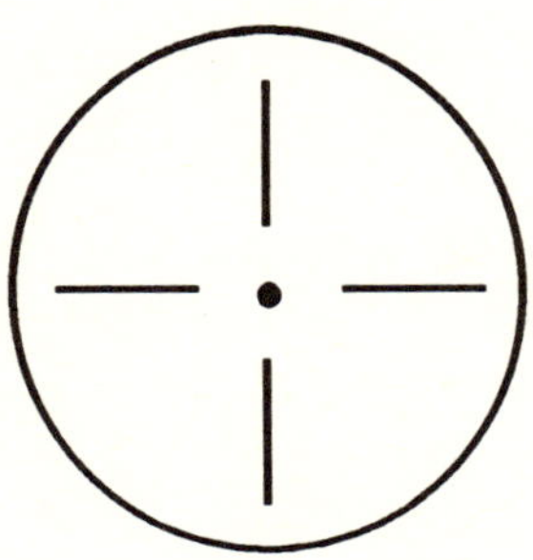

Verhelfen Sie Ihrem Körper zu seiner gesunden, natürlichen Funktion –
er lohnt es Ihnen und macht Sie FIT – FROH – FREI !

8 GRUNDREGELN

1) Befreien Sie Ihre Nase durch AUSATMEN (schneuzen, niesen, ...)
Seien Sie immer riechbereit!
2) Stehen Sie parallel in Ihrer Hüftbreite (kontrollieren!)
Belasten Sie beide Füße gleichmäßig !
3) Aktivieren Sie Ihre Lendenwirbelsäule (immer Ausgangsbasis!)
Tägliche Übung: Katzenbuckel + Hohlkreuz
4) Fühlen Sie sich am Schopf hochgezogen (Münchhausen!)
Genießen Sie Ihre königliche Haltung !
5) Schauen Sie genau und hören Sie intensiv (Sinnestraining!)
nach außen UND nach innen !
6) Erspüren Sie durch Ihren guten Ausatem den Einatemreflex !
Erfahren Sie Ihre Körpermitte im Unterbauch!
7) Breiten Sie oft Ihre Arme nach allen Richtungen aus ! (Dehnung)
Vertiefen Sie das Gefühl für Ihre Standfestigkeit!
8) Reagieren Sie spontan und natürlich – echtes JA + NEIN (Kopfbewegung)
Lächeln Sie so oft wie möglich, lachen Sie viel!

Wann immer möglich, lassen Sie die Gefühle von Dankbarkeit und Freude Ihr Leben bestimmen!
Wann haben Sie zuletzt gesungen, getanzt, gespielt, ...
Ihren Lieben über den Kopf gestreichelt?

BITTE – – – TUN SIE ES – – – DANKE

Erkenntnis: guter AUSATEM – SCHENKT den Einatem!
von Natur aus ist ALLES IN UNS – wieder entdecken!

Ziel: selbstverständlich + spontan agieren + reagieren
freundlich – fröhlich – friedlich – TUN

8 GRUNDÜBUNGEN

1) Entspannung: alles fallen lassen + lösen: jeden Muskel + alle Sorgen
mit GÄHNEN ein paarmal bewußt ausatmen

2) Babystellung: Knie zur Brust nehmend – umarmen, wippen – abrollen
mit STÖHNEN ein paarmal bewußt rollen

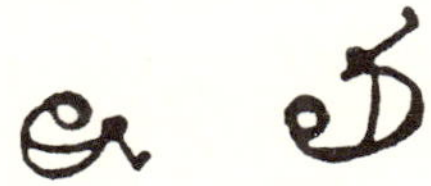

3) Bauchübung: Bauchlage – abwechselnd rechts + links Beine anheben – Fersen!
mit SCHNÜFFELN ein paarmal bewußt aufknien

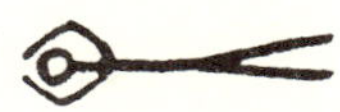

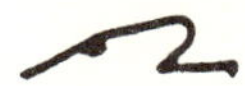

4) Atemreflex: gesamte Wirbelsäule bewegen, vom letzten Lendenwirbel–Schädel
mit AUSATEM – Katzenbuckel + mit Einatem – Hohlkreuz (Biß!)

5) Spannkraft: aus dem Echopunkt heraus gesamten Rücken „ausbreiten"
mit NIESEN –"haptschi"– ein paarmal bewußt geraderichten

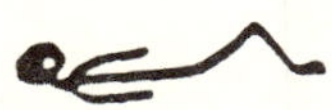

6) Lotsuche: geradeste Gerade suchen durch Zug von Handwurzel bis Fersen
mit SEUFZEN sich gesamtkörperlich gezogen fühlen

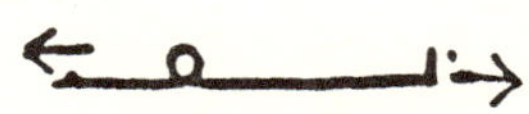

7) Schwerpunkt: Hocke, Hände am Boden – nur Po heben – Kopf nickt ausatmend
mit HECHELN ein paarmal Hüftschwung: vor + rück + seitlich

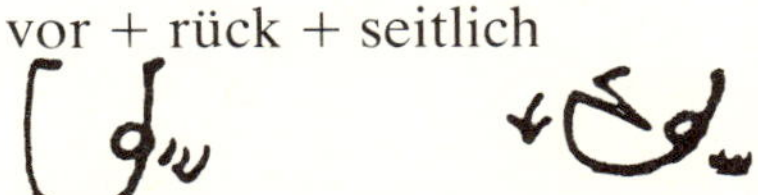

8) Gleichgewicht: **Schwerpunktsbeherrschung,** Fußgewölbe aufgerichtet, standfest – einpendeln
mit SUMMEN – NG/J – bewußt lachen, offene + wache Sinne!

TIEFATMUNG: Definition und Erkennungsmöglichkeit

Atmung ist physikalisch definiert: herstellen von Druckdifferenzen.
Die Belüftung der Lunge (Ventilation) ist dem Sauerstoffverbrauch angepaßt – dadurch bleibt das Säure–Basen Gleichgewicht in den Zellen erhalten.
Hypoventilation kann dieses Gleichgewicht zerstören. (Alveoläre Hypoventilation = Absinken der alveolären Ventilation mit zu geringer Abatmung des anfallenden Kohlendioxyds und später zu geringe Sauerstoffaufnahme und Sauerstoffuntersättigung des arteriellen Blutes = Hypoxamie
aus: Krankengymnastik (KG 31, 1979 Nr. 2).

Atemarbeit ist physikalisch definiert: das Produkt aus Druck × Volumen.
Dabei ist Druck mit Kraft gleichgesetzt = Muskelspannung =, die zur Förderung eines bestimmten Luftvolumens notwendig ist.

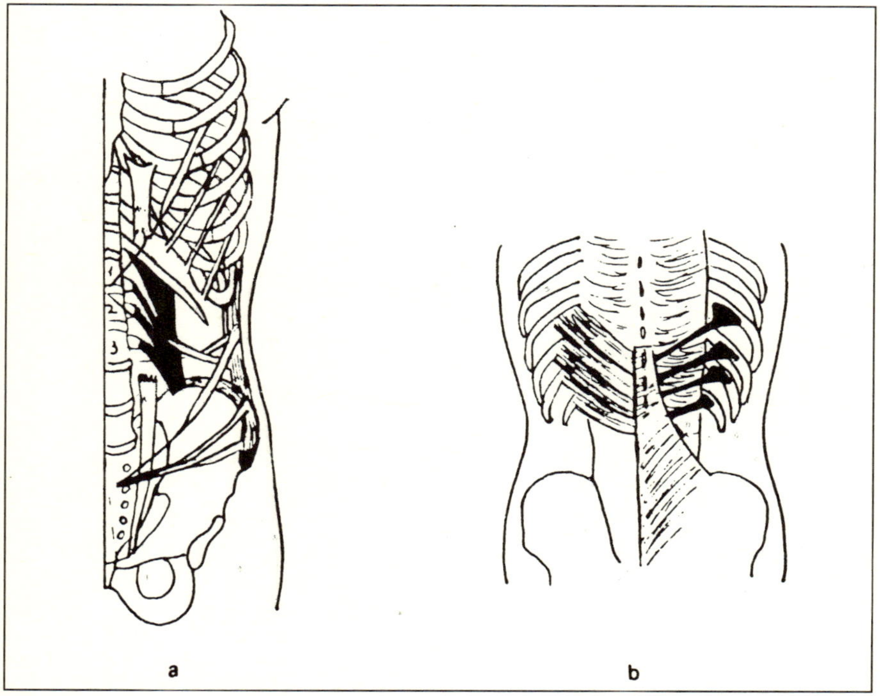

Abb. 5: *a) M.quadratus lumborum*
b) M.serratus posterior inferior

Zeichnung nach Frick, H.et al. Taschenlehrbuch der gesamten Anatomie. Band 1. Georg Thieme Verlag 1977.

Die Atemarbeit setzt sich zusammen aus der Arbeit zur Dehnung von Thoraxwand (einschließlich Abdomen) und Lunge, sowie aus der Arbeit zur Strömung der Luft durch die Atemwege.
Ein- und ausatmen heißt, Widerstände überwinden.
Es handelt sich um sogenannte visköse oder Reibungswiderstände, die durch Reibung im Luftstrom an den Wänden der Atemwände auftreten.
Bei normaler Lungen- und Thoraxdehnbarkeit sind diese mechanischen Bedingungen leicht erfüllbar.
Lungen- und Thoraxelastizität befinden sich am Ende der normalen Ausatmung im Gleichgewicht, was medizinisch als Atemruhelage bezeichnet wird.

Vitalkapazität ist die Menge Luft, die nach vollständiger Ausatmung maximal eingeatmet werden kann und umgekehrt. Dafür ausschlaggebend sind Alter, Geschlecht und Größe. Ein gesunder Erwachsener hat in Ruhe und Ausgeglichenheit 12–16 Atemzüge pro Minute = 6–10 Liter.

Die Hauptfunktion des Zwerchfells besteht in einer Erweiterung des Brustraumes wobei durch die Dehnung aller Lungenlappen auch eine Erweiterung der Alveolen in den oberen Lungenabschnitten erfolgt. Bei der Zwerchfellkontraktion wird der intropulmonale (Lunge) Druck gesenkt und der intraabdominale (unterer Bauchraum) Druck erhöht.

Eine gesunde Tiefatmung ist erkennbar:

KÖRPERLICH:

1) wenn durch die Nase geatmet wird
2) wenn ohne willentlichen Einsatz sich der gesamte Bauchraum (vom Zwerchfell bis zum Beckengrund) mit dem Einatem auswärts und mit dem Ausatem einwärts adäquat der Intensität der Atmung bewegt.
3) wenn der rhythmissche Wechsel des AUS + EIN sich einander bedingen und dem Menschen ein Wohlgefühl vermitteln, sodaß es zu Erkenntnissen kommt
4) sobald Bewegung – Wachbewußtsein – einsetzt (Körper- oder Stimmarbeit) funktionieren beim gesunden Körper der Einatem als alle Reflexe (Atem- Streck-Gehreflex).

SEELISCH:

1) normale Belastbarkeit und Ausgeglichenheit
2) Fähigkeit spontan und kreativ zu reagieren
3) Möglichkeit sich in unterschiedlichsten Situationen adäquat zu verhalten
4) Freude am Leben – Erkenntnis der Notwendigkeiten und Umsetzung in die Tat

STIMMLICH:

1) wenn ein Mensch ohne großen Aufwand laut rufen kann (ohne zu schreien!)
2) wenn auch bei leisem Sprechen die Stimme tönt und klingt
3) wenn natürliches Lachen und Weinen möglich ist
4) wenn zwischen Sprechen und Singen kein Qualitätsunterschied besteht

Eine gesunde Tiefatmung wird verhindert:

KÖRPERLICH:

1) durch Unbeweglichkeit im Nasen-Rachenraum
2) durch Aushängung der Kiefergelenke
3) durch Verfestigung der Lendenwirbelsäule (Steißbein)
4) durch Unterbindung der freien Zwerchfellschwingung (mangelnde Lotung der Wirbelsäule)

SEELISCH:

1) durch unbeherrschte Emotionen (Überschwang oder Unterdrückung der Gedanken und Gefühle), über einen längeren Zeitraum anhaltend
2) durch zwanghafte Einbildung, daß irgend etwas nur in einer bestimmten Art und Weise zu geschehen hat
3) durch eine Unfähigkeit sich einzuordnen
4) durch Verlust des Urvertrauens

STIMMLICH:

1) prinzipiell durch Verspannung, die einmal chronisch geworden, als normal empfunden wird
2) durch Verlust der Empfindsamkeit, besonders für die Urlaute
3) durch falsche Auslegung (= nicht spüren!) von Gesehenem, Gehörtem, Gelesenem, Gelerntem
4) durch Fehleinschätzung der eigenen Persönlichkeit

Ansatzpunkte zur Wiederherstellung von gesunder Tiefatmung:

KÖRPERLICH / SEELISCH / STIMMLICH :

1) Gesetzmäßigkeit und Zusammenhänge aller Körperfunktionen ERKENNEN.
2) Es ist möglich, Fehlhaltungen und deren Ursachen zu ERSPÜREN.
   Der reflektorische EINATEM als natürliche und logische Folgeerscheinung des guten AUSATEMS schafft die Vertrauensbasis!
3) Schritt für Schritt kann man ein richtiges Trainingsprogramm ENTWICKELN.
   Das Wichtigste dabei ist, in selbstverständlicher Einsicht und Rücksicht eine Korrektur erst dann vorzunehmen, wenn durch eine Lockerung und Dehnung der Muskulatur das Gemüt aufnahmebereit ist.
4) Die Gesamtpersönlichkeit durch den Atemkreislauf bewußt ERLEBEN. – Dies befähigt, Stimme und Bewegung als natürlichen Ausdruck schöpferisch und kreativ in Besitz zu nehmen.

Durch Lernprozesse, Entwicklungsphasen und Überlastung kann es zu physischen oder psychischem Druck kommen, der den reflektorischen Einatem verhindert. Ein Tiefschlaf oder eine Erholungsphase vermag Ausgleich zu schaffen. Gelingt dies nicht, handelt es sich um einen chronischen Zustand, der **NUR durch eine Änderung des Bewußtseins** aufgehoben werden kann.
Einer Fehlhaltung geht eine Fehlvorstellung voraus.
Da fehlverstandene Erziehungsarbeit (Familie, Schule, Beruf, Sport, Kunst) Selbstfindung und somit den Tiefatem zu verhindern vermag, kann eine **einsichts- und verständnisvolle Rückerziehung** einen Gesundungsprozeß einleiten.

Arbeit an Atem – Körper – Stimme erfordert Ruhe und Vertrauen.
Es gilt, natürliche Werte wieder anzuerkennen
aus sich selbst und vom anderen zu lernen
wissend – glaubend – spürend zu tun
und immer und überall in Geduld und Achtung zu leben.

Auszüge aus dem Artikel: „Psychologische Aspekte zu Atmungsfehlhaltungen"

In liebenswürdiger Weise zur Verfügung gestellt von Herrn Univ. Doz. Dr. J. Egger, Leiter für Verhaltensmedizin und empirische Psychosomatik am Institut für medizinische Psychologie und Psychotherapie der Karl Franzens Universität Graz.

Gleichlaufend mit den Fortschritten der modernen Psychologie, die eine Analyse und nüchterne Erklärung der individuellen und kollektiven Verhaltensweisen ermöglicht, mehren sich die Probleme beruflich-sozialer Natur. Die Beschleunigung der technologischen Entwicklung hat vielseitige Konsequenzen: Zersplitterung der traditionellen Strukturen und radikale Änderungen der Berufsrollen. Anders ausgedrückt: je mehr sich unser Wissen auf dem Gebiet der Psychologie erweitert, desto geringer wird die Nutzung der gewonnenen Erkenntnis (SCHRAML 1975, SCHRAML u. BAUMANN 1975).

Globaler Effekt des körperlichen Trainings auf das psychologische Verhalten

Die physiologischen Wirkungen von Bewegungsübungen und körperlichem Training werden seit vielen Jahren untersucht und sind hinreichend bekannt (siehe z.B. HOPF, KALTENBACH & PETERSEN 1977, HALHUBER 1978, HALHUBER & MILZ 1972, MATZDORFF 1975, FREIBERGER 1974, GILLMANN 1972, KUNOVSKY 1972). Es besteht allgemein der klinische Eindruck, daß das körperliche Training auch positive psychologische Veränderungen mit sich bringt. Eine genaue Beurteilung der psychologischen Wirkung durch das Körpertraining ist bisher jedoch nicht zufriedenstellend gelungen. Dies liegt vor allem darin begründet, daß die Physiotherapie in der Praxis von einer psychologischen Behandlung und allgemeinen Anweisungen begleitet wird, so daß zwischen den Wirkungen des körperlichen Trainings an sich und den Wirkungen der begleitenden Beruhigung und der therapeutischen Umgebung, in der das Training stattfindet, methodisch nicht hinreichend genau beschrieben werden kann (KÖNIG & DENOLIN 1976, S. 32). Aus den bisherigen Untersuchungen ist ersichtlich, daß bereits ein geringfügiges Maß an psycholog. od. medizinischer Betreuung einen deutlichen Einfluß auf die seelische Verfassung des Patienten haben kann (ABERMETH 1978, DÄUMLING 1975, EGGER 1978, 1979).

Es erscheint unmöglich, die psychologischen Folgen des körperlichen Trainingsprogramms zu diskutieren, ohne gleichzeitig die Methoden zur Beurteilung der seelischen Gesundheit und der psychologischen Verfassung des Patienten zu erörtern (s.a. JUNG 1977). Selbst die Wiederaufnahme der Arbeit, die von den Versicherungsanstalten als wesentliches Rehabilitationsziel angesehen wird, ist nur ein Kriterium, das unbedingt ergänzt werden sollte durch Aspekte wie Rückkehr zu den gewohnten Freizeitaktivitäten (inklusive Hobbies, Sport und Gartenarbeit), Wiederaufnahme der sexuellen Beziehungen, Autofahren sowie alle Aktivitäten des kulturellen und sozialen Lebens. Für die klinische Arbeit bleibt die praktische Erfahrung von größtem Wert, daß ein körperliches Trainingsprogramm dem Patienten psychologische und soziale Vorteile bietet, die ebenso wichtig sind wie die physischen Veränderungen.

Psychotherapeutische Ansatzpunkte in der Physiotherapie

Jede körperliche Beschädigung beeinträchtigt immer auch die Psyche des Menschen. Für die rehabilitationspsychologische Forschung sind das laufende Rehabilitationsprogramm und die spezifischen Fehlverhaltensweisen des Patienten das Forschungsobjekt 1. Ranges. Sie sind aber auch Gegenstand ständiger psychologischer Kontrolle und Betreuung, die dazu beitragen, den Rehabilitationserfolg sicherzustellen und die notwendige soziale Anpassung bzw. psychosoziale Neuorientierung sowie ein auf lange Sicht ausgelegtes verbessertes Gesundheitsverhalten zu ermöglichen bzw. zu erleichtern (vgl. EGGER 1979).

Angepaßtes wie gestörtes Verhalten hängt eng mit dem Körper und seinen Funktionen zusammen. Dadurch wird es möglich, eine Beeinflussung psychischer Fehlhaltungen auch über Körperempfindungen und rhythmische Abläufe zu erreichen. Da die verschiedenen, der Bewegungsbehandlung bzw. Krankengymnastik zu geordneten Therapieformen unterschiedlich akzentuierte motorische und sensorische Komponenten aufweisen (und auch eine unterschiedliche theoretische wie praktische Basis haben) ergeben sich vielfältige Anwendungsmöglichkeiten.

So geht beispielsweise die Gymnastik von naturgegebenen Bewegungsmöglichkeiten des Körpers aus und sucht unökonomische und unrhythmische Muskelspannungen, Blutstauungen und Atemfehler abzubauen und den durch Zivilisationseinflüsse beeinträchtigten Bewegungshaushalt wiederherzustellen. **Das bedeutet, daß sowohl ein Manko an Bewegung ausgleichbar ist, wie auch eine völlige Entspannung erreichbar wird.**

Begonnen wird meist mit ermutigenden Aktivitäten, die mit Aussprachen verbunden werden, die die Resignation und Verbitterung über die körperlichen oder somatopsychisch bedingten Behinderungen überwinden helfen sollen. Dies beinhaltet auch die Möglichkeit zu neuen Erfolgserlebnissen und zur Vermeidung von Fehlanpassungen bzw. zu einem verbesserten Arbeits- und Sozialverhalten (DÄUMLING 1975).

III. POLARITÄT + RHYTHMUS

Alles in dieser Welt Existierende ist polar. Es gibt nichts, das nicht sein Gegenteil hätte.
Für die Einordnung des Menschen in das Weltgefüge gehört es zum Hilfreichsten,
die Polarität für und an sich zu entdecken.
Dann ist das Wissen gelebte Erfahrung und schenkt die befreiende Erkenntnis,
daß man selbst eingespannt ist durch sein Kommen und Gehen auf dieser Erde.
Man wird bereit, verschiedenste Erfahrungen und Ereignisse als Vorstufe oder Ergebnis zu betrachten, die sich durch die Gesetzmäßigkeit ergeben.

Jede Lebensform, jegliche Erneuerung findet rhythmisch statt.
Neueste wissenschaftliche Untersuchungen beweisen dieses Urwissen immer mehr.

Der natürliche Mensch erkennt seinen inwendigen Rhythmus, ordnet sich ein und nützt diese Kraftquelle bewußt. Doch es ist NIE zu spät diese Quelle aufs Neue zu erschließen! Jeder gesunde und richtig fundierte Atemzug vermag uns hinzuführen – zur Erkenntnis von Polarität und Rhythmus –
und somit zur Sinnerfüllung unseres Lebens.

Um die Mitte des 19. Jahrhunderts begann man intensiv den Rhythmus zu analysieren.
Philosophisch, pädagogisch, kunsttheoretisch.

Es entwickelten sich zwei grundlegende Strömungen, die wissenschaftliche, die sich auf Platon = Rhythmus ist das Maß der Bewegung = und Aristoxenos = Rhythmus ist die Ordnung der Zeitteile = berief und die künstlerische, die vor allem gegen alles Gekünstelte rebellierte und das Naturhafte, Echte und Urwüchsige suchte. Rhythmus wird zum Symbol und Kampfruf!

Die Vorbereitung erfolgte im Sturm und Drang der Klassik, im deutschen Idealismus, lebte sich aus in der Romantik, im Märchen, Volkslied und in der Volkspoesie.

Ein Rudolf Steiner begründet seine Anthroposophie – 1913 – alle Lebensbereiche erfassend,
der Schweizer Musikpädagoge Emil J. Dalcroze seine rhythmische Gymnastik,
der Wiener S. Freud seine Psychotherapie, Künstler auf allen Gebieten den Jugendstil.

Der Arbeitsrhythmus wird untersucht, neue Wege in der Musikpädagogik und Leibeserziehung beschritten. Systeme aller Arten und Gattungen werden begründet und wirken bis zur heutigen Zeit.
Im Prinzip ist es hilfreich zu erkennen – und als Tatsache anzunehmen – daß der Mensch immer nur finden, niemals erfinden kann, denn ALLES ist potenziell vorhanden.
Der Mensch braucht Zeit, es zu integrieren.

IV. SCHWERKRAFT + SCHWERPUNKT

Jeder Körper hat einen geometrischen Mittelpunkt und einen gewichtsmäßigen Schwerpunkt, in dem die Resultierende aller Gewichtskräfte den Körper angreift.

Für den Menschen, der sich auf die Suche nach seinem Schwerpunkt begeben hat,
– den untrüglichen Instinkt dafür hatten wir ALLE als wir laufen lernten –
bedeutet dies, den Ansatzpunkt durch den Atem im Leibesinneren – den Echopunkt im Unterbauch –
zu finden und die Spannkraft, die sich von dort ausbreitet,
wellenförmig durch den Körper ziehen zu lassen, sie in allen Regionen zu empfinden,
sie wirken zu lassen und bewußt zu aktivieren. (CHI – chinesisch, HARA – japanisch
GESÄSS – europäisch)

Wer gelernt hat, sich **wieder** darauf zu verlassen, **diesmal bewußt**, erwirbt sich
ein gesundes, harmonisches, befreiendes, befreites und sicheres Bewegungsgefühl.
Er überwindet damit Verspannungen und Unsicherheit, gewinnt Freude an der Bewegung,
getraut sich körperlich Raum und Zeit zu begreifen,
und erweitert dadurch seine Erlebnisfähigkeit.

ZITAT:
„Der Körper erfährt, daß er sein Gleichgewicht nur so lange aufrecht erhalten kann, als er sich den großen Naturgegebenheiten der Anziehung und Abstoßung und der Flieh- und Schwungkraft vollkommen anpaßt, er erfährt, daß Bewegung überhaupt nichts Willkürliches, sondern etwas Naturgesetzliches ist und daß er nur in Freiheit gestalten kann, wenn er die Gesetze befolgt.
Die Erfahrung des Leibes ist unbewußter Art, hat aber wesentliche Folgen.
Die erste, nach außen hin sichtbare Veränderung betrifft die Haltung, die sich allmählich grundlegend verändert. Der Körper wird durch die Beherrschung der Mitte von allen falschen und überflüssigen Druck- und Zugspannungen befreit, er streckt sich bis zum Scheitel und zu den Füßen, die Wirbelsäule wird elastisch federnd und trägt den Kopf frei schwebend als letzten Ausläufer, der Oberkörper drückt nicht mehr auf den Unterkörper, sodaß die Füße entlastet werden, die Gelenke bauen sich senkrecht übereinander auf, das Becken stellt sich zurecht, kurz die Gewichtsverteilung ordnet sich dem Gleichgewichtssinn entsprechend so, wie der Aufbau des Körpers seiner Anlage nach gedacht ist.
Die vielen im Laufe der Zeit erworbenen Haltungsschäden können durch das erwachende Körperbewußtsein oft noch in erstaunlichem Maße behoben werden, wo andere Mittel versagen.
Die auf diese Weise selbsttätig und mit Hilfe des Bewußtseins erarbeitete Haltung wird zum dauernden, wieder ins Unbewußte zurücksinkenden Besitz."

aus: *Durchbruch zum Rhythmischen in der Erziehung, Elfriede Feudel, Klett Verlag*

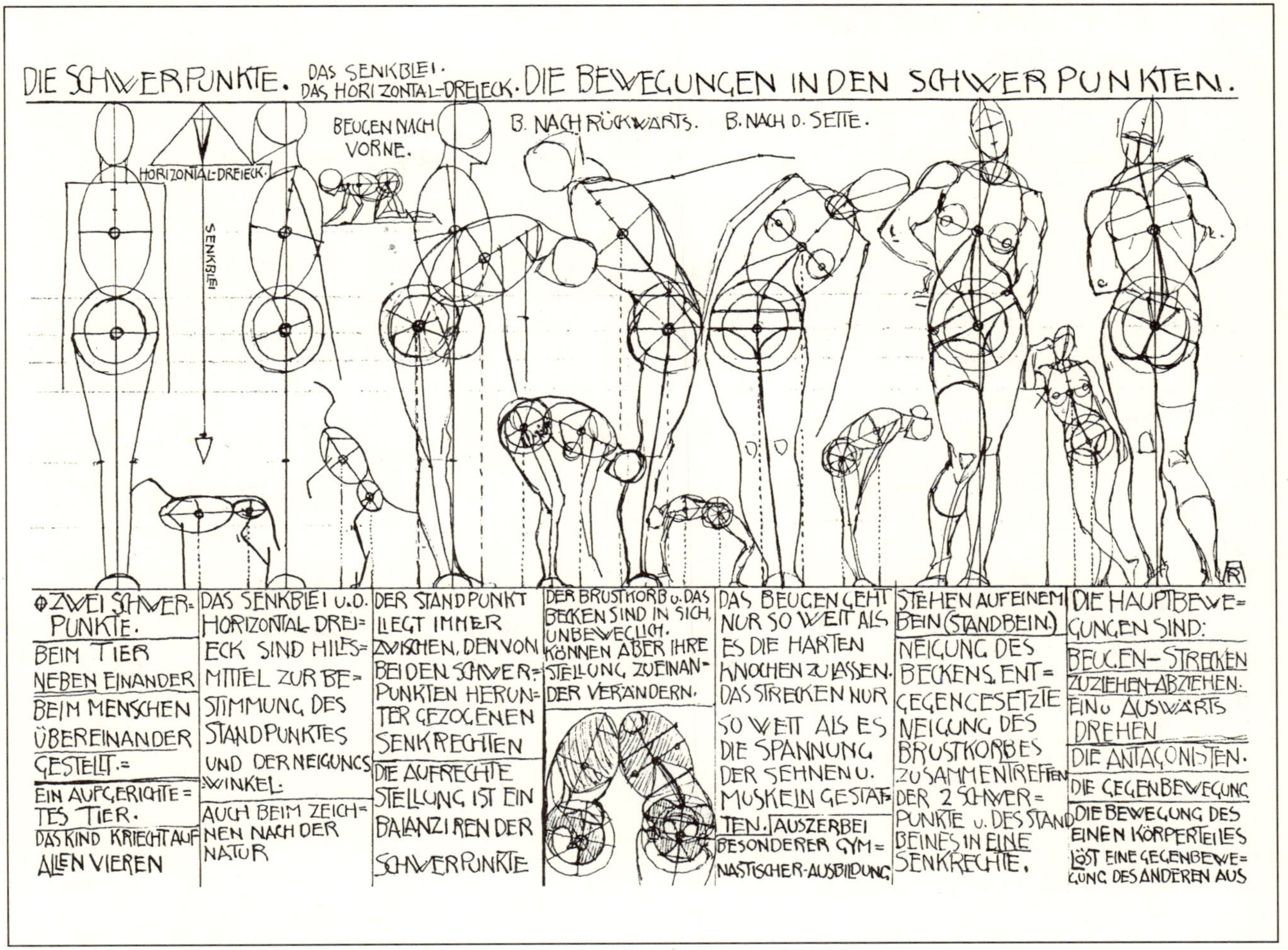

ZITAT:

„Denn Ziererei erscheint, wie Sie wissen, wenn sich die Seele (vis motrix) in irgend einem anderen Punkt befindet als in dem Schwerpunkt der Bewegung."

Heinrich von Kleist

V. GLEICHGEWICHT + LOT

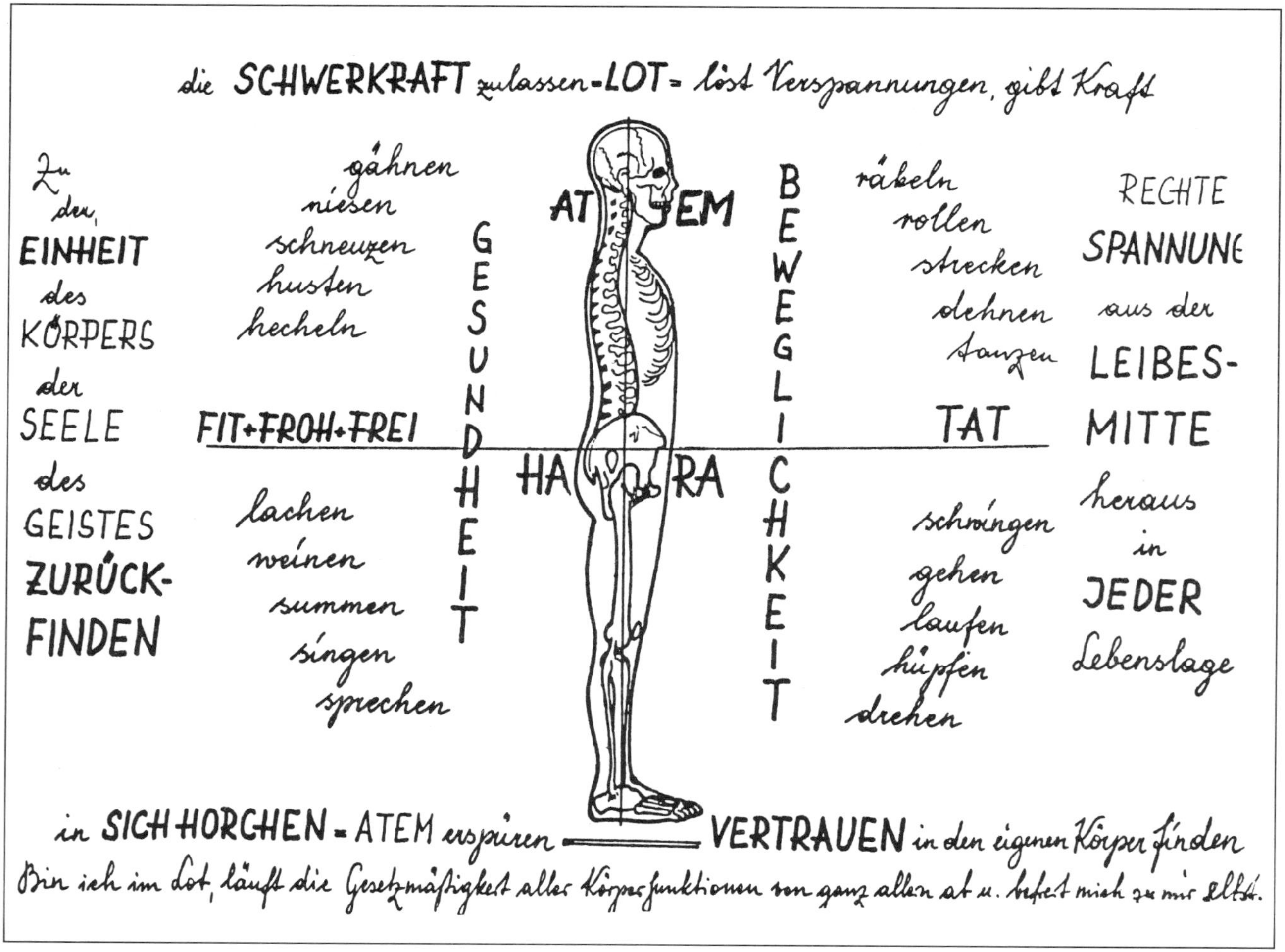

Die Physik lehrt, daß ein Körper im Gleichgewicht verharrt,
solange sich sein Schwerpunkt über der Unterstützungsfläche befindet.
Es gibt ein labiles, stabiles, indifferentes Gleichgewicht.
Im inneren Ohr liegt das Gleichgewichtsorgan.

Das Wissen um das Gleichgewicht muß ein zugleich spürbares und anwendbares sein.

Das menschliche Bewußtsein äußert sich in der Aufrichtung
und somit in der Beherrschung des Gleichgewichtes.
Wer es verliert, muß es wieder suchen und finden – will er leben.
Jeder der diese Problematik einmal bewältigt hat, weiß aus eigener Erfahrung,
daß es eine Lotsuche auf allen Ebenen ist – Vernunft, Gefühl, Körpergeschehen müssen in Einklang sein.

Es gibt verschiedenste Ansatzpunkte, der sicherste, zielführendste, allumfassendste ergibt sich über
den A U S A T E M – der Körper entspannt sich und gesundet
das Denkvermögen zeigt Lösungsmöglichkeiten,
der Gefühlsüberschwang pendelt sich ein,
der Mensch lotet in der Realität.

VI. KONZENTRATION + DENKEN

Denken ist die Fähigkeit, Gehörtes, Geschautes, Gespürtes, Gelerntes zu verarbeiten.
Denken soll zu Zielen führen, die man vorher aufstellte. – Grübeln ist kein Denken.
Konzentration ist die Fähigkeit, die Aufmerksamkeit zu einem Punkt zu bringen.
Konzentration ist immer Folge von guter Entspannung.

Konzentriert denken heißt: in guter gesamtkörperlicher Spannkraft sein
wache Sinnesorgane einsetzen
Überblick gewinnen
Wesentliches herausfinden
systematisch arbeiten können

Hilfen dazu: bewußt eine Sache von Anfang bis Ende tun
nach intensiver Beschäftigung Ausgleich / Entspannung suchen
guten Ausgleich schaffen zwischen Arbeitsvorgang und
achtungsvoller, mitmenschlicher Anteilnahme
den Alltag als Übung nützen
was begeistert, vermag zu Höchstleistungen anzuspornen
Richtiges Atmen führt zu gesundmachendem Denken
Richtiges Sprechen + Singen führt zu gesunderhaltendem Bewegen

Konzentration führt in logischer Konsequenz zu beherrschter Koordination

VII. LERNEN + LEHREN

Lernen ist immer Ausdruck von Bereitschaft.
Wir dürfen NICHTS zu gering achten, das die Freude und den Spaß am Leben fördert – bei uns selbst, bei Kindern, Partnern, Freunden, Kollegen, Fremden.

Jeder lernt nur das, was er wissen will.

Wissend lernen: sich bereit machen zu lernen
Begriffe beherrschen lernen
Richtiges richtig lernen
das Gelernte überprüfen – einordnen
in Beziehung setzen zum schon Gewußten, zu seinen Gefühlen,
zu seinen mitmenschlichen und partnerschaftlichen Erfahrungen

Wissen, das sich nicht anwenden läßt, ist hinderlich. Erkenntnis führt zur Begriffsbildung, diese gipfelt in der Abstraktion.
Abstraktion, die die Menschlichkeit ausschließt, ist verwerflich.
Man kann bei jedermann in die Lehre gehen, man kann tun was man will,
ehrlichen Herzens und mit wahrer Gesinnung ist der niederste Dienst dem höchsten gleichwertig:
die Tat und die Lehre, die wir daraus ziehen ist allein entscheidend.

Ein erfolgreicher Lehrer ist immer ein guter Pädagoge, der seine Schüler mag
und der befähigt ist, auf dem vorhandenen Guten aufzubauen
und das Selbstwertgefühl ALLER Beteiligten zu stärken.

Wer lehrt, ohne zu empfinden, ob der Schüler in seinem tiefsten Innern gespürt hat,
ist ein schlechter Lehrer.
Wer sich belehren läßt und dem Lehrer mehr vertraut als sich selbst
– wohlgemerkt seinen eigenen natürlichen Empfindungen und sein unbewußtes Wissen verleugnend –
ist ein schlechter Schüler.

Gutes Lernen und Lehren macht glücklich und froh und gehört zum Leben als Notwendigkeit.

„Die Schulstube enthält ihr Gepräge nur von dem Geist, der darin herrscht!
Auch in der einfachsten Umgebung kann man zum Wahren, Schönen und Guten geführt werden."

Elfriede Feudel

VIII. ERZIEHUNG

Die Grundlage aller Erziehung ist Liebe.
Wahre Erziehung ist Formung des Selbstbildes.
Jede gute Erziehung hat ihren Ausgangs- und Endpunkt in der Selbsterziehung.

Jede Erziehungsmaßnahme, jede Anleitung, jede „fürsorgliche" Tat,
die das körperliche, geistige oder seelische momentane Grundbedürfnis des Mitmenschen
außer acht läßt, ist Mißachtung.
Solange das Wesen flexibel genug ist, dies zu verarbeiten,
seine Schlußfolgerungen daraus zieht, ohne sich „unterkriegen" zu lassen,
sind es eben Lebenserfahrungen, durch die es sich entwickelt, an denen es reift.
Ist jedoch das Selbstwertgefühl eines Menschen untergraben,
glaubt und vertraut er irgend jemandem oder irgend etwas mehr als sich selbst,
hat dies für die Persönlichkeitsfindung und Lebensbewältigung katastrophale Auswirkungen.

Meister Okada: „Diese Liebe ist nicht die Liebe, die den Haß zum Gegensatz hat,
sondern die Liebe, die wie der Sonnenschein ist.
Übt Seiza (=Hara=Schwerpunktsfindung in der Leibesmitte = Echopunkt = CHI)
und ihr werdet es erfahren."

ZITAT:
„Der wahre Erzieher braucht die Einsicht in bestimmte Gesetze und die Schaffenskraft und Schaffenslust eines Künstlers. Das künstlerische Element ist ursprünglich in jedem Menschen veranlagt. Das rhythmische Arbeitsprinzip – Erkennung und Anwendung bei sich und anderen – gehört unabdingbar zur pädagogischen Tätigkeit. Wie selbstverständlich ist die Wechselwirkung von Körper und Geist zu spüren, wie einfach ist sie einzuleiten von einem Menschen, der sie bewußt in sich erlebt! Die natürliche Verbindung von Musik und Bewegung sollte in allen Lebensbereichen Platz greifen, das Statische, die Erstarrung durchdringen und die Beziehung zu Zeit, Raum, Kraft und Form ins Fließen zu bringen – zum Dynamischen.
Wenn Geist und Seele sich in harmonischer Bewegung durchdringen, wird Schönheit in ihrer wunderbaren und reinen Verwirklichung vor aller Augen sichtbar.
Dies hervorzurufen, das Bild des Menschen von allem Unechten zu befreien
und nach seiner ursprünglichen Anlage zu formen ist das Ziel."

aus: *Das Rhythmische in der Erziehung von Elfriede Feudel*

IX. THERAPIE

In einer gut und normal funktionierenden Familie und Gemeinschaft übernimmt jedes Mitglied Aufgaben und Funktionen eines Psychologen und Therapeuten.
Das Eingehen auf und das Annehmen von Mitmenschen, die reinigende Auseinandersetzung, die liebevolle Zuwendung, das Akzeptieren von Situationen und Entwicklungen und Veränderungen, ist Grundvoraussetzung für funktionierendes und erfülltes Zusammenleben von Menschen. Wohl ist der Mensch für sich allein eine Einheit, aber er muß, will er bestehen und sich entwickeln, zu einer Einordnung in die Natur und die bestehende Menschengemeinschaft finden, muß seinen Platz erobern, behaupten und das Ende als Selbstverständlichkeit erwarten. „Es ist vollbracht" ist Erfüllung dieses Erdenlebens, wenn auch schwer erreichbar, doch unser aller Ziel.
Daß in diesem Jahrhundert Psychologie und Pädagogik sich in so weit verbreitetem Ausmaß entwickelt haben und ins Bewußtsein der Menschen gedrungen sind, ist eine große Chance für uns alle. Vielleicht ist es auch die Kehrseite der Technisierung?
Das Beste daraus zu machen, ist auch hier unser aller Anliegen.
Und das gelingt am besten, wenn wir aus den Erkenntnissen der Weisen keine Dogmen machen, sondern die Lehren in Vernunft und Liebe für unser aller Wohl in Selbstverantwortung weiterentwickeln.
Kein Mensch kann für einen anderen oder statt ihm leben, daher ist der beste Therapeut der, der am effektivsten zur Selbsthilfe und Selbsterkenntnis anregt – in kleinsten Impulsen!
Jeder Arzt kann nur helfen – **die Heilung findet immer inwendig statt**.

Dr. Maxwell Maltz: „Erfolg kommt nicht von ungefähr"

Seine Erfahrungen als Schönheitschirurg lassen ihn zu dem Schluß kommen, daß jeder Mensch in sich tief verwurzelt ein Selbstbild trägt, das ihn anleitet.
Er spricht von einem A E M = automatischer Erfolgsmechanismus, jedem Lebewesen eingeboren.
Seine Anleitungen dienen dazu, in sich den Wunsch, die Begeisterung und Kraft zum Handeln zu entwikkeln, mit neuen Augen auf die Vergangenheit zu blicken und nach getaner Arbeit geduldig und ruhig die Inspiration abzuwarten.

E	Erkennen des Lebenszieles	F	Fragwürdigkeit des Lebens, Hoffnungslosigkeit
R	Richtige Selbsteinschätzung	E	Entschlußlosigkeit, Unsicherheit
F	Folgerichtiges Denken	H	Haß, Verachtung
O	Offenheit vor sich selbst	L	Leere, Langeweile
L	Liebe zu den Mitmenschen	E	Einsamkeit, Uneinssein, Unordnung
G	Großmut und Güte	R	Reue, Scham

Arthur Janov: Primärtherapie

Arthur Janov hat die Neurose als Verleugnung des Fühlens definiert.
Wer Grundbedürfnisse unterdrückt wird davon krank.
Seiner Erkenntnis und Erfahrung zufolge, kann nur das v o l l s t ä n d i g e Erspüren, Erfühlen, Erfahren, Erfassen, Begreifen und Annehmen des abgeblockten Zustandes diesen selbst auflösen.
Dieser Bewußtwerdungsprozeß ist Selbstannahme und Heilung,
ein natürliches und normales Leben wird möglich.
Die Urschmerzfindung – manchmal lebenslängliche Bedrückungen und Behinderungen seelisch, geistig und oft sich im Körper manifestierter Art – findet immer über und durch den A t e m statt: U r s c h r e i.

Es gibt unzählige Arten und Richtungen von Behandlungen und Heilungsmethoden.
Man sollte auf der Hut sein vor „allein selig machenden Methoden" – die gibt es ja prinzipiell nie!
Es gilt, die vorhandenen Hilfen anzunehmen, jedoch die Abhängigkeit zu vermeiden.
Die meisten **sind auf der Suche nach einem zuhörenden und mitfühlenden M e n s c h e n . . .**

Prof. Dr. Max Lüscher

hat in grandioser Weise – die Psyche als Ganzheit erfassend – die Farbpsychologie begründet.
Farbe ist Spiegelung, Variation und Maß des Lichtes. Licht ist Fülle und Ganzheit.
Der Farbtest entstand nach seinen eigenen Worten „. . . in der Hoffnung, die wissenschaftliche Erkenntnis trage dazu bei, daß an Stelle der Selbsttäuschung die befreiende Selbsterkenntnis trete." Als Begründer der Funktionspsychologie meint er: „Die anthropologische Funktionspsychologie macht sich ein Bild vom gesunden, kultivierten Verhalten des Menschen.
Sie sieht ihre pädagogische und psychohygienische Aufgabe darin, den Menschen zur Kultur zu erziehen und den Patienten, der durch die Überwertung und Unterwertung von Funktionen auf diesem Wege steckengeblieben ist, zurückzuführen zur harmonischen Entfaltung seiner seelischen Funktionen und ihn damit zur Sinn-Erfüllung anzuleiten."

Seit meiner Kindheit begleitet mich die Faszination von Tönen, Worten, Formen und Farben.
Viele Bücher waren in meinem Leben meisterliche Weggenossen, besonders beeinflußt hat mich der 4-Farben-Mensch. Gefühltes und Gespürtes in Wort und Tat umzusetzen, es durch Wissen und Glauben zu fundieren, befreit sein, dies zu leben für sich und mit anderen, war mir immer ein Anliegen.
Möge die Wahrhaftigkeit unser aller Bewußtsein erfüllen und helfen,
Erkanntes und Gewolltes in die Tat umzusetzen.

SELBSTACHTUNG

Selbstbehauptung + Sicherheit
Selbstwertgefühl + Identität
Festigkeit + Beharrung
Innere Stabilität
Überzeugungstreue
Konsequenz
Echtheit

SELBSTSICHER

intensiv
interessiert
fasziniert
geöffnet
in Harmonie sein

VERANTWORTUNGSBEWUSST

SELBSTVERTRAUEN

Leistungsbereitschaft
Einsatzbereitschaft
Eigenkraftgefühl
Vitale Kraft
Aktivität
Stärke
Mut

AUFRICHTIG	WOHLWOLLEND
GERECHT	AUFGESCHLOSSEN

LEBENSKUNST

ERNST	HEITER
ZUFRIEDEN	SELBSTÄNDIG

Ruhe
Zufriedenheit
Geborgenheit
Entspannung
Befriedigung
Bereitschaft
Einordnung

SELBSTBESCHEIDUNG

Leben
im
Augenblick
sich
glücklich + frei
fühlen

TOLERANT

UNBELASTET

Innere Freiheit
Unabhängigkeit
Veränderung
Erotik
Besitzpreisgabe
Wahrnehmen neuer und
gegebener Möglichkeiten

SELBSTENTFALTUNG

Prof. Dr. Max LÜSCHER „Der 4-Farben-Mensch"
Exzerpt S.A.S.

X. SELBSTFINDUNG

Ist der Vorgang der Geburt vollzogen, geschieht als erstes der erste **Atemzug**.
Er bringt das Wesen in die lebenserhaltende, aufbauende, regenerierende **Spannkraft**, die bis zum letzten Atemzug vorhanden ist. Der Atem also führt uns ins Leben ein und aus.
Alles was sich dem schwingenden Rhythmus des Atems einordnet führt zum Ziel, alles was denselben unterbindet, ist dem Verfall – früher oder später – preisgegeben. Jedem Lebewesen ist sein Atem, seine Spannkraft, seine Lebenserhaltung, seine Existenz das Nächstliegendste.
Das Geheimnis und Gesetz des Lebens ist die **Polarität**. Kein Tod ohne Geburt, kein Abend ohne Morgen, kein unten ohne oben, kein rechts ohne links, kein ein ohne aus . . .
Daraus folgend ist das Nächstwichtigste der **Rhythmus** und **Schwung**.
Das dokumentiert sich in allen Lebensabläufen.
Jedes Lebewesen, jedes Ding hat einen **Schwerpunkt** und unterliegt den Gesetzen der **Schwerkraft**.
Nur ein in jeder Hinsicht im **Lot** befindlicher Gegenstand kann 100% normal funktionieren.
Auf den menschlichen Körper bezogen heißt das nun: Wo ist mein Schwerpunkt?
Bin ich im Gesetz der Schwerkraft? Bin ich körperlich im Lot? Bin ich geistig im Lot?
Empfinde und erfasse und besitze ich gefühlsmäßig mein Lot? Erfüllt sich dies, dann funktioniert die Spannkraft **automatisch**, Rhythmus und Schwung können wirken, das Agieren und Reagieren wird jederzeit und überall möglich,
die von Natur aus vorgesehene **Einheit** von **Körper + Seele + Geist** läuft **selbstverständlich** ab.

Jeder Mensch **lernt** nur – wenn er **will**. Dieses Wollen entspringt immer einer inneren oder äußeren **Notwendigkeit**. Das kleine Menschenkind getragen von seinem Instinkt, lernt schnell und selbstverständlich, da ihm sein Bewußtsein noch nicht im Wege steht. Liegen Fehlhaltungen vor, ist der automatische Lernprozeß durch die Denkfähigkeit, das Vermögen abzuschätzen und zu bewerten, eher gestört als gefördert. Der Mensch verliert seine Unschuld durch das Bewußtsein – er muß sie also **durch** und **über** das **Bewußtsein** wiederfinden.
Daher verlangt jeder neue Schritt jedweder Entwicklung eine dementsprechend neue Bewertung.
Mit einer neuen Erfahrung – einem neuen Bewußtsein – kann man zielführend nur mit **neuen Wertmaßstäben** reagieren. So gilt für atmen + denken + spüren + fühlen + tun + . . . der ewige Grundsatz von Heraklit: a l l e s f l i e ß t.
Jedes Lebewesen, das gesund und erfolgreich lebt, hat seine seelische und körperliche Konstitution und Kondition in Einklang gebracht und wendet sein geistiges Potential agierend und reagierend an. Unzählige Menschen leiden unter dieser mangelnden Einheit, des Rätsels Lösung ist **einfach** – Sei du selbst – frei und offen (Nase + Rachen + Kiefer + gesamtkörperlich + geistig + seelisch) tue und lasse gelten.
Niemand steht über oder unter dir im Wert.
Die natürliche Ordnung ergibt sich von ganz allein aus Begabung, Wissen, Können, Vermögen, . . . ändert aber n i c h t s a m S e l b s t w e r t.

Dem Menschen als denkendes + fühlendes + vernunftbegabtes + beeinflußbares Wesen ist es möglich, die Wunder der Natur an sich und in sich zu erkennen, zu erschließen, zu ermöglichen, ja selbst Wunder zu vollbringen, indem er ES = das LEBEN geschehen läßt.

Die Zusammenhänge zwischen Seele + Selbst + Atem wurden in allen Kulturen zu allen Zeiten erfaßt und fanden ihren Niederschlag in religiösen und philosophischen Regeln.
Schon im Sanskrit wird Atma mit Seele gleichgesetzt.
Das Ziel der Selbstfindung führt zur Erkenntnis, daß die menschliche Existenz eine Entwicklung und ein Reifungsprozeß ist.
Ein gereifter Mensch anerkennt Raum + Zeit + die Energie, die beides in Schwung hält.
Er erfährt am eigenen Leibe, daß das Irdische – die Schwerkraft – einen Gegenpol hat/ das Geistige – die Fliehkraft.

Das Verständnis dieser Gesetzmäßigkeiten basiert immer auf eigener Erfahrung. Bleibt es im Intellektuellen hängen, droht die Gefahr der Geschwätzigkeit oder der Dogmatisierung. Aber es bedarf auch der vernünftigen Kontrolle durch den Intellekt, damit die Inspiration nicht zur Verdummung (falsch verstandene Esoterik!) oder Illusionierung führe. **Der Prozeß der Selbstfindung währt ein Leben lang.**

Jeder trägt seinen eigenen Lehrmeister in sich selbst.
Spürt man seinen gesunden Atem, indem man alles so ablaufen läßt, wie es von Natur aus vorgesehen ist, nichts unterbindet oder forciert, überkommen einen:

Entspannung + Wohlgefühl + Vertrauen + Sicherheit + Lust +
das untrügliche Wissen um die Richtigkeit der Anspannung.

Man wird fähig, sich und andere richtig einzuschätzen,
die Stimme, auf dem Atem getragen,
wird zum ehrlichen Ausdruck der Persönlichkeit,
die Gliedmaßen können frei schwingen, man findet den Mut, sich selbst in Wort und Tat zu äußern,
zu verteidigen, durchzusetzen oder zurückzuziehen –
eben wie es die momentane Situation erfordert.

Der Weg dazu heißt bewußte Übung

der Wegweiser ist die Tat

das Ziel ist die Bewältigung des Lebens an + für + in sich selbst.

„Wer die Wahrheit sucht, bleibt weise. Wer sie gefunden zu haben glaubt, ist ein Narr."
Jüdische Spruchweisheit

GLAUBEN HEISST, ETWAS FÜR WAHR ANNEHMEN

ZENTRIERUNG

I.	GEDANKEN + GEFÜHLE
II.	GLAUBE + GEBETE
III.	ATEM + HEIL
IV.	TIEFENENTSPANNUNG
V.	YOGA
VI.	LIEBE
VII.	KUNSTAUSÜBUNG
VIII.	HARMONIE
IX.	LEBENSERFÜLLUNG
X.	AUSKLANG

I. GEDANKEN + GEFÜHLE

Gedanken und Gefühle sind der Ursprung von Worten, Einstellungen, Handlungen.
Gedanken und Gefühle können ALLES beeinflussen, sowohl im Positiven, als auch im Negativen.
Kein Gedanke oder Gefühl ist an sich gut oder schlecht – NUR unsere Bewertung macht es dazu.
Jeder negative Gedanke, jedes negative Gefühl erzeugt – wird die Schreckspannung nicht aufgelöst – eine Stauung.
Es geht nicht darum, das Negative zu meiden, sondern es positiv zu verarbeiten.
Eine positive Verarbeitung läßt eine Lösungsmöglichkeit offen, läßt der Situation entsprechend im besten Sinn reagieren, führt zu einem befriedigenden Schluß.
Positive Verarbeitung führt zu Offenheit, Freiheit und Gelassenheit.
Offenheit ist ein Zustand in dem Energie frei fließen kann.
Freiheit bedingt emotionales Gleichgewicht.
Gelassenheit ist Folge eines harmonischen Bewußtseinszustandes.
Fließt der Atem – weil der Körper im Lot ist – befinden sich auch Gedanken und Gefühle im Fluß.
Alles was kommt, kann verarbeitet werden, sinnvoll dem jeweiligen Augen- + Überblick entsprechend.
Die Bewertung des besten Sinnes kann nur aus sich selbst erfolgen.
Jede Anpassung an Überkommenes, an Schemen, Normen zu überprüfen und eine bewußte Entscheidung zu treffen, ist die Voraussetzung für echtes Selbstbewußtsein.

II. GLAUBE + GEBETE

Echter Glaube ist Überzeugung.
Echtes Gebet ist die Übereinstimmung von Gedanken und Gefühlen und der Tat, die daraus folgt.
An die Schöpferkraft in sich glauben heißt, die Veränderbarkeit des Lebens, der geistigen Einstellung, des eigenen Körpers anzunehmen und sie bewußt wirken zu lassen.
Die Grundvoraussetzung, etwas ändern zu können ist, das Bewußtsein in sich zu tragen, es zu vermögen.
Ist man im Lot, funktioniert die Selbsteinschätzung tadellos.
Die Fehlhaltung beginnt beim Verharren.
Verharrt man über längere Zeit in einem ungesunden Zustand = unnatürlich, (so lange, daß man diesen als normal empfindet) verschiebt sich die Empfindsamkeit. Man schützt sich und will keine Veränderung, da man die grundlegende Umstellung scheut, sie als gefährlich empfindet, ja sogar bedrohlich.
Man baut Gedanken- und Gefühlswälle auf, schließlich sogar Körperhaltungen, (Krankheiten?!) deren Einsturz schmerzlich ist.
Im Gebet heißt es: „HERR, DEIN WILLE GESCHEHE".

Damit ist nicht gemeint, daß man nicht tun darf, was man will, sondern daß die Fehlhaltung – die niemals zielführend ist – erkannt und aufgegeben wird. Ist das geschehen, vollzieht sich das Wunder, daß man plötzlich die Einheit zwischen sich und dem Willen des Lebens erkennt, wünscht und zu leben vermag.
Sobald wir im Bewußtsein die unfehlbare Gewißheit der bereits unterwegs befindlichen Heilung tragen, verbunden mit freudigem Dank und ruhiger Konzentration, **ist die Erfüllung nur mehr eine Zeitfrage.**
Ist die Zeit reif, fällt es uns zu als gewachsene Blüte und Frucht.

ZITAT:
Echter Glaube, echte Religiosität schließt Angst, Sorge, Unsicherheit, Verkrampfung, Verhärtung, Sinnlosigkeit aus und schließt ein: Liebe, Vertrauen, Segen, Einheit, ...
Ich erkenne und bereite mich, ich tue, ich empfange, ich teile, ich schenke, ...
Ich nehme mir Zeit, an Geist und Körper vollkommen still zu sein und lausche.
Wo ich auch bin, ich kann hin und wieder in der Stille ausruhen. Es nimmt nur einen Moment in Anspruch und ich kann die Stille praktizieren, ob ich nun allein oder unter vielen Menschen bin.
In der Stille teilt sich mir Gott auf eine Weise mit, daß ich verstehe, daß ich sein geliebtes Kind bin, daß Er das Sorgen hat und daß mit mir alles zum Guten steht. Gott kann zu mir als kleine stille Stimme sprechen, als tief empfundenes Gefühl, oder als eine reine, strahlende Idee. Oder es kann ein sicheres Wissen davon ausgehen, was ich zu sagen oder zu tun habe. Ich höre – freudig, liebevoll, dankbar.
Ich ändere mein Denken, indem ich meine Gedanken positiv sein lasse.
Meine Gebete für mich und meine Lieben sind meine positiven Gedanken.
Jeder positive Gedanke ist bejahendes Gebet.

Meine positiven Gedanken erzeugen Gutes – in mir, und in den Menschen, die ich liebe.

Wir alle sind spirituelle Wesen, geführt, gefördert und geheilt durch das in uns lebendige CHRISTUS-BEWUSSTSEIN. Christus in uns ist unser Leben, unser Friede, unsere Weisheit und Erkenntnis.

„Ich vermag alles durch den, der mich mächtig macht" Phil. 4:13

Ausschnitte aus dem TÄGLICHEN WORT / Unity /
Verlag Helmut Theodor Frick Abt. Unity D-7530 Pforzheim 447

ICH KANN DAZU BEITRAGEN

Herr, ich kann nicht verhindern,
daß viele alte Menschen vereinsamen;
ich kann aber dazu beitragen,
daß manche sich nicht so einsam fühlen.
Ich kann nicht verhindern,
daß psychisch Kranke es schwer haben;
ich kann aber dazu beitragen,
daß dieser oder jener es etwas leichter hat.
Ich kann nicht verhindern,
daß immer mehr und jüngere Menschen dem Rauschgift verfallen;
ich kann aber dazu beitragen,
daß manche keine Drogen brauchen.
Ich kann nicht verhindern,
daß tausende Menschen Jahr für Jahr durch eigene Hand sterben;
ich kann aber dazu beitragen,
daß der eine oder andere es nicht tut.
Ich kann nicht verhindern,
daß Völker sich bekriegen;
ich kann aber dazu beitragen,
daß die Kleinkriege um mich herum ein Ende nehmen.
Allmächtiger Gott,
es ist äußerst wenig, was ich als einzelner tun kann;
aber mehr als ich glaube!

Carlo Carretto

ZITAT:

Paramahansa Yogananda lehrte uns, immer „voller Vertrauen und mit einem Gefühl inniger Verbundenheit" zu Gott zu beten, wie zu einem Vater oder einer Mutter. Der Dichter spricht: „Das Gebet – ob es sich schweigend oder in Worten Ausdruck verschafft, ist ein tiefes Verlangen der Seele. Es ist das Aufflakkern eines verborgenen Feuers, das die Brust bewegt." Gebet und Meditation sind die Methoden, die uns mit Gott in Verbindung bringen. Auf diese Weise können wir den kleinen Funken unserer menschlichen Intelligenz mit dem allmächtigen Kosmischen Bewußtsein vereinigen – jener ewigen Flamme, die alle winzigen umherwirbelnden Elektronen und die unermeßlichen Milchstraßensysteme, die im Universum kreisen, mit Licht und lebensspendender Energie erfüllt.

LEHRE UNS BETEN

„Es gibt eine Kraft, die deinen Weg erhellen, die dir Gesundheit, Glück, Frieden und Erfolg bringen kann, wenn du dich diesem Licht nur zuwendest. Vergiß nicht, daß die Fähigkeit zu denken, zu sprechen und zu handeln von Gott kommt, daß Er in diesem Augenblick bei dir ist, dich führt und dich erleuchtet. Sobald du dies wirklich verstehst, wird ein Strahl der Erkenntnis in deiner Seele aufflammen, und alle Furcht wird dich verlassen. Es gibt Zeiten, da Gottes Kraft gleich einem mächtigen Meer über dich hereinbricht, dich in großen, nicht endenwollenden Wogen überflutet und alle Hindernisse fortschwemmt.

Bettele nicht vor der Tür der Materie; erbettele dir nichts von der begrenzten Quelle des Bewußtseins oder Unterbewußtseins. Geh tiefer nach innen, dann wirst du ihn in all Seiner Herrlichkeit erblicken. Wenn du einmal mit dieser Kraft in Berührung kommst, werden dir alle göttlichen Naturkräfte zu Diensten stehen." *– Paramahansa Yogananda –*

Die Jünger baten Jesus: „Lehre uns beten". Um von Gott erhört zu werden, muß man wissen, *wie* man beten soll. Erfolgreiches Beten hängt zum größten Teil von der Fähigkeit der Konzentration ab. So wie die zerstreuten Sonnenstrahlen durch ein Vergrößerungsglas gesammelt werden können und dabei große Brennkraft entwickeln, so kann auch die feine, aber machtvolle Energie, die den Gedanken, Gefühlen und gesprochenen Worten innewohnt, durch das geistige Instrument der Konzentration gesammelt und zu einem kraftvollen Gebet vereinigt werden.

Die Konzentrationsmethode der Gemeinschaft der Selbst-Verwirklichung lehrt, wie man den Geist von allen Zerstreuungen frei machen und diese befreite Aufmerksamkeit auf einen bestimmten Konzentrationsgegenstand richten kann. Ungeheuere Sammelbecken geistiger Kraft können, durch Konzentration angezapft werden. Eine auf seelische Grundlage beruhende wissenschaftliche Konzentration, wie sie von der Gemeinschaft der Selbst-Verwirklichung gelehrt wird, befähigt das Bewußtsein, sich seiner Verbindung mit Gott wieder zu erinnern und sie von neuem zu erleben.

BEDEUTUNG DER MEDITATION

Paramahansa Yogananda lehrt, daß es gut sei, vor dem Beten zu meditieren; d. h., man soll seine Gedanken zuerst auf Gott richten. „Gott will nicht, daß wir wie Bettler beten", sagte Paramahansaji, „und Ihn zu überreden versuchen, uns das zu geben, was wir wollen. Wie jeder andere liebende Vater macht es Ihm große Freude, unsere richtigen Wünsche zu erfüllen. Bemühe dich deswegen, zuerst durch Meditation Verbindung mit Ihm aufzunehmen. Dann kannst du den Vater mit der liebevollen Erwartung eines Kindes um das bitten, was du brauchst – in der Gewißheit, daß deine Bitte erhört wird." Die Konzentrations- und Meditationstechniken in den Lehrbriefen der Gemeinschaft der Selbst-Verwirklichung verhelfen einem dazu, den Geist auf die innere Welt zu richten und dort Gottes Nähe zu fühlen. Wer sich auf diese innere heilige Gegenwart konzentriert, erkennt sich selbst als Seele, die eins mit Gott ist.

HINGABE UND LIEBE ZU GOTT

Das von Hingabe erfüllte Gebet ist das wirkungsvollste. Die Liebe und Hingabe unseres Herzens bilden eine magnetische Anziehungskraft, der Gott nicht widerstehen kann. „Gott läßt sich nur auf dem Altar solcher Herzen nieder, die von den Tränen der Hingabe gereinigt und von den Kerzen der Liebe erhellt sind", sagte Paramahansaji. Da Er alles weiß, „ehe denn wir Ihn bitten", ist Gott mehr an unserer Liebe gelegen als an vielen Worten. John Bunyan sagte: „Beim Beten ist es besser, ein Herz ohne Worte zu haben als Worte ohne Herz." Und die heilige Therese von Lisieux: „Das Gebet besteht nicht darin, daß wir viel denken, sondern daß wir viel lieben."

Self-Realization Fellowship
3880 San Rafael Avenue
Los Angeles, CA 90065

III. ATEM + HEIL

Indem wir uns mit dem Atem beschäftigen, ihm lauschen, uns ihm allein zuwenden, finden wir das Heil.
Unser Atem ist „ich–los", er ist „ein–aus", er ist „es".
Unser Atem dokumentiert am einfühlsamsten, am spürbarsten, am sofort nachvollziehbaren Weg die Polarität – die Gesetzmäßigkeit des Lebens.
Unser Atem dehnt uns, erfüllt uns, weitet uns, befreit uns, . . .
Solange wir uns nicht demutsvoll vor dem Geschehen des Atems – des Lebens – verneigen und bereit sind, es dankbar anzunehmen und unser kleines Ich mit seinen Bestrebungen unterzuordnen, ist jeder echte Fortschritt und Erfolg versagt. Solange wir hadern und zweifeln, statt freudig unsere Pflicht zu erfüllen und versuchen, das Beste aus der Situation zu machen, solange wir uns selbst in den Vordergrund schieben, statt uns einzuordnen und anzunehmen, wie wir sind, verhüllt sich uns die Erfüllung.
Heilsam ist alles, was im Geist dienender Liebe liegt: Dank, Segen, Lob, alles Gebende, Freundlichkeit, Fröhlichkeit, Großmut, Gelassenheit, Güte, gern gewährte Hilfe, Standhaftigkeit, baldiges Vergessen des Unguten, Abkehr von Neid, bitterer Kritik, Vergleich, Haß, Rache, . . .
Wahrhaftig dienende Liebe fordert dies alles aber in 1. Linie von und für sich selbst!
Erst wer dies erfüllt, wird fähig, es seinen Mitmenschen zu gewähren oder von ihnen zu bitten . . .

ATEM BRINGT HEIL – ATEM BRINGT LEBEN – ATEM IST HEIL – ATEM IST LEBEN – ATEM HEILT ZUM LEBEN – ATEM IST ERFÜLLUNG

IV. TIEFENENTSPANNUNG

Es ist hilfreich, jemandem zur Entspannung – vor allem sich selbst – zu verhelfen.
Aber um echte Heilung zu erlangen, muß die **Ursache** der Verspannung gefunden und beseitigt werden.
Die verschiedensten Entspannungstechniken (autogenes Training, Totenlage, Meditation, Yoga, . . .) haben zum Ziel: völliges Loslassen im körperlich – seelischen – geistigen Bereich, Erquickung an Leib, Seele, Geist durch Wahrnehmen heilender inwendiger = jenseitiger Mächte, angstloses Vertrauen in das Leben, befreiendes Einordnen in das kosmische Geschehen, beglückende Übereinstimmung menschlichen Bemühens mit dem göttlichen Willen, Empfinden universaler Geborgenheit.
Zu allen Zeiten seit Menschengedenken liegt jeder Glaubens- und Heilslehre, ja jeder Bewegung, die den Menschen Gutes will, eine Entspannungsanleitung zugrunde.

TATSÄCHLICH TRÄGT ABER JEDER NATÜRLICHE VORGANG DIE ENTSPANNUNG IN SICH SELBST.

Findet der Mensch wieder zu seiner angeborenen Einheit von Körper – Seele – Geist, braucht er keine, wie immer gearteten Anleitungen oder Techniken!!
Jeder ATEMZUG, jede BEWEGUNG schenkt dem im Lot befindlichen Lebewesen die Entspannung.

Wer es versteht, bzw. wieder erlernt hat, aus der Leibesmitte heraus zu agieren, wird mit Entspannung belohnt. Der Mensch als zweibeiniges Wesen, dem die Verantwortung für seinen Schwerpunkt = Lot = Leben = Freiheit übergeben ist, die er denkend, fühlend, redend, agierend ausübt, sie immer wieder beweisen und seinem jeweiligen Reifestand anpassen muß, hat unzählige Hilfsmittel, sich zu entspannen.

Von welcher Entwicklungsstufe auch immer ausgegangen wird, eine gute, natürliche Entspannung des Körpers, zieht eine geistig – seelische nach sich – und umgekehrt.

Es geht nicht nur um Entspannung, sondern um den Abbau ängstigender Gedanken = Befürchtungen und psychosomatischer Blockierungen. Man muß aus der selbst erzeugten Beschränkung und Verhinderung herauskommen – indem man wieder Gefühle äußert und sich bewegt, auf andere zugeht, sie anspricht, sich helfen läßt – um Hilfe b i t t e t !

Vortrag von D. Lückert: **7 Stufen Entspannung nach Emil Couè**

bequem sitzen (= sitzend im Lot sein = Atem fließen lassen) evtl. Droschkenkutscherhaltung

Augen schließen – jeden Satz 4–6mal in sich hinein sprechen:

Ich bin ruhig und entspannt
Ich spüre die Ruhe und Stille
Freude kehrt ein
Ich sehe etwas Schönes
Ich höre etwas Gutes
Ich fühle mich wohl
Friede ist in mir

Recken und strecken und Augen wieder öffnen!!

Krisenformel: Es geht mir jeden Tag in jeder Hinsicht immer besser und besser!

Befindlichkeitsformel: Ich fühle mich entspannt, frisch und tatkräftig!

Je höher das Bewußtsein entwickelt ist, desto bewußter und tiefgreifender vollzieht sich die Entspannung. Geschieht das nicht, verliert sich das Gleichgewicht, die Entspannung ist eine eingebildete und angestrebte Höchstleistung führt zu Versagen und Irrtum.

„Der Weise ist in 1. Linie gelassen".

V. YOGA

ZITAT:

„Yoga ist die altindische Wissenschaft der Meditation über Gott.
Die Sanskritwurzel des Wortes Yoga ist YUI. Übersetzt wird es mit Yoch oder Vereinigung.
Yoga ist eine psychophysiologische Methode, mit Hilfe derer dem menschlichen Blut Kohlendioxyd entzogen und Sauerstoff zugeführt wird. Diese zusätzlichen Sauerstoffatome werden in einen „Lebensstrom" verwandelt, der das Gehirn und die Rückenmarkszentren neu belebt.
Ein fortgeschrittener Yogi verwandelt seine Körperzellen in reine Energie – Geheimnis der Ent- und Materialisation. Jeder Mensch kann durch Yoga sein ursprüngliches Verhältnis zur Natur wieder gewinnen und Ehrfurcht vor allen alltäglichen und geheimnisvollen Naturerscheinungen empfinden.
Yoga ist nicht nur eine Meditationstechnik, sondern auch eine bestimmte Lebensweise. Man muß sich der nötigen geistigen Disziplin unterwerfen und an besondere Vorschriften halten."

aus: Paramahansa Yogananda / Autobiographie eines Yogi

Sanskrit ist die älteste und vorbildlichste aller indogermanischen Sprachen
sanskrita = geschliffen, vollkommen
Das Sanskrit Alphabet besteht aus 50 Buchstaben, jeder mit feststehender und unveränderlicher Aussprache und wird Dewanagari = göttliche Stätte genannt.

ZITAT:

„Die Ergebung, welche das Höchste ist, das erlangt werden kann und alle Sorgen beendet, erreicht, wer – ob er nun ißt, sich in der Muße ergeht, arbeitet, schläft oder wacht – dennoch im Inneren fest in der geistigen Kenntnis bleibt und sich von diesem Wissen nicht abbringen läßt.
Wer der Meditation kundig ist, wer das höchste Ziel verfolgt und sich von allen äußeren Erscheinungen abkehrt, indem er den Blick auf die Stelle zwischen den Augenbrauen richtet und die gleichmäßigen Ströme des Prana und Apana (die innerhalb der Nase und der Lunge fließen = Atemluft) neutralisiert, wer sein Sinnesbewußtsein und seine Geisteskräfte beherrscht und Begierde, Zorn und Furcht überwindet, erlangt ewige Freiheit."

aus: Bhagawadgita = Hindu Bibel = erhabene Sanskritdichtung

ZITAT:

„Das Ziel des Yogi ist eine Wandlung und zwar nicht eine nach theoretischen Erziehungssystemen vorausbestimmte, sondern eine Wandlung, gehorchend den Kräften, die in uns und durch uns wirken.
Gehorsam der Seele gegenüber den Schwingungen der Weltkraft und Mitschwingungen im Weltrhythmus – das liegt im Wesen des Yoga."

aus: Zu den Tiefen der Seele / W.A. Hoffmann

YOGA lehrt Haltung und Erwartung
YOGA schenkt sofortige und nachhaltige Freude und Freiheit
YOGA führt zu den Tiefen der Seele und entwickelt diese Kräfte
YOGA bringt das selbstverständliche Zutrauen zu den innersten Kräften
YOGA zeigt den Weg vom Ich zum eigenen Selbst (wahres ICH BIN)
YOGA schult die Gesamtpersönlichkeit = Körper + Seele + Geist und führt zur Tat
YOGA verträgt sich mit allen Religionen
YOGA steht jedem offen, der es ernst meint mit der Entwicklung der eigenen schöpferischen Kräfte
YOGA zielt dahin, das eigene Selbst in die große Harmonie einzuschwingen

	YOGA	
NIYAMA	---	Reinheit
YAMA	---	Enthaltsamkeit, Lösung des Willens
ASANAS	---	Körperübungen für die Aufnahmebereitschaft
PRANAYAMA	---	Lebensodem, Atembeherrschung
PRATYAHARA	---	Einholen der Sinne
DHARANA	---	Erstarken durch Konzentration
DHYANA	---	Erfahren durch sinnendes Denken
SAMADHI	---	Erlebnis der tiefsten Versenkung = ERLEUCHTUNG

	YOGA	
fordert:		fördert:
Sauberkeit (Reinigung + Entleerung)	---	Gesundheit, Urwüchsigkeit
Geduld	---	Ausdauer, Ruhe, Muße
Regelmäßigkeit	---	bewußte Übung
Liebevolle Versenkung	---	große Stille
Fügsamkeit der Sinne	---	Verarbeitung der Vergangenheit Vorstellungskraft für die Zukunft
Konzentration die über die Logik hinausgeht	---	eigene unmittelbare Wahrnehmung in sich selbst
Gewaltlosigkeit in allem	---	Gefühl der Einheit
Erkenntnis der Gesetzmäßigkeit allen Geschehens	---	Einschwingen des eigenen Selbst in die Harmonie des Kosmos

Wessen Eigenrhythmus gestört ist (= Atem) kann nicht in Verbindung mit dem Rhythmus des Kosmos kommen. Wer arhythmisch ist, wird krank: Zorn, Ärger, Haß, Kränkung, . . . all dies bringt den Atem durcheinander. Die richtige Moral ergibt sich von selbst, wenn Erkenntnis und Tat in Einklang sind.

VI. LIEBE

Jeder Mensch braucht Achtung – Anerkennung – Liebe.

Gibt er es – bekommt er es – ein ewiger Kreislauf.

Jede menschliche Begegnung ist Geschenk.

Eine Beeinflussung ist nur möglich von Mensch zu Mensch – von Herz zu Herz.

Sich selbst zur Selbstverantwortung zu erziehen, sich selbst annehmen und lieben zu können, ist Voraussetzung, um einem anderen in Liebe und Offenheit zu begegnen.

Wer verantwortlich lebt, weiß um seine Grenze, ist bescheiden und läßt andere leben.
Wer sich verkrampft, verschließt, verwehrt, versagt, beschuldigt den andern dies zu tun.

Das Geheimnis liegt auch hier im ehrlichen Erfühlen und Erspüren, im Erkennen und vor allem im Entwickeln der Fähigkeit, alles in die Tat umzusetzen.

Liebe deinen Nächsten wie dich selbst.

„Die offene Ehe" – ein Modell für ein zeitgemäßes Leben in Partnerschaft
Aus: Nena & George O'Neill, Die offene Ehe. Konzept für einen neuen Typus der Monogamie. Hamburg 1985.

In unserer Gesellschaft ist alles nur auf Sofortgebrauch und Perfektion eingestellt. Man kauft irgendein Produkt, und wenn es nicht fehlerfrei ist, gibt man es sofort zurück. Oft entspricht aber das Gekaufte nicht den Erwartungen, weil man sich von der Verpackung hat täuschen lassen. Auch die traditionelle Ehe ist in eine irreführende Verpackung eingehüllt – nämlich in die leuchtenden Farben der Idealisierung. Diese Verpackung macht uns glauben, daß sie nicht nur alle unsere Träume erfüllen wird, sondern daß sie auch der einzige Weg zu dieser Erfüllung ist. Wenn sich dann herausstellt, daß wir auf die irreführende Reklame reingefallen sind, fühlen wir uns betrogen. Und dann wählen wir eine der folgenden drei Möglichkeiten: Wir finden uns resigniert und enttäuscht mit dem ab, was wir erworben haben; oder wir werfen es weg und kaufen etwas anderes, von dem wir hoffen, daß es eine Verbesserung darstellt (was es vielleicht aus dem einfachen Grund auch tut, weil wir inzwischen gelernt haben, nicht zuviel zu erwarten); oder wir schwören, nie wieder etwas auf lange Sicht zu kaufen, sondern lieber einen kurzfristigen kündbaren Mietkauf zu tätigen.

Wir haben eine Liste der unrealistischen Erwartungen von der Ehe zusammengestellt. Daran anschließend finden Sie eine Aufstellung dessen, was man unserer Meinung nach von einer offenen Partnerschaft erwarten darf.

Unrealistische Erwartungen, unvernünftige Ideale und überlieferte Ansichten der traditionellen Ehe

- daß sie auf ewig Bestand hat
- daß sie eine totale Verpflichtung bedeutet
- daß sie Glück, Behaglichkeit und Sicherheit bietet
- daß Ihr Partner Ihnen *gehört*
- daß Ihr Partner Ihnen ständig Aufmerksamkeit, Interesse, Bewunderung und Rücksichtnahme entgegenbringt
- daß Sie nie wieder einsam sein werden
- daß Ihr Partner zu jeder Zeit lieber mit Ihnen als mit irgend jemand anders zusammen ist
- daß Ihr Partner sich nie von einem anderen Menschen angezogen fühlen und Ihnen immer „treu" sein wird
- daß Eifersucht gleichzeitig Liebe bedeutet
- daß die Treue ein gültiger Maßstab für die Liebe ist, die man füreinander empfindet
- daß der sexuelle Genuß sich mit der Zeit steigern wird, falls er nicht schon das welterschütternde Ereignis ist, das er angeblich sein soll
- daß man durch guten Sex (wozu man nur die Positionen und die richtige Technik zu lernen braucht) alle Eheprobleme lösen kann
- daß sich alle Eheprobleme um Sex und Liebe drehen
- daß erst die Elternschaft Sie zu einem vollständigen Menschen macht
- daß es Sinn und Ziel der Ehe ist, ein Kind zu haben
- daß ein Kind der überzeugendste Ausdruck der Liebe ist, die Sie füreinander empfinden
- daß ein Kind eine schal gewordene Ehe neu belebt und eine gefährdete Ehe rettet
- daß Sie sich allmählich und ohne Streit, Meinungsverschiedenheiten oder Mißverständnisse aneinander anpassen werden
- daß Sie einander nicht lieben, wenn Sie sich streiten
- daß jede Art von Veränderung eine Kluft und somit eine Minderung der Liebe bedeutet
- daß jeder Partner in der Ehe nur die Rolle spielt, für die er biologisch vorgesehen ist
- daß Sie daher das Recht haben, von einem Mann etwas anderes zu erwarten als von einer Frau
- daß Opferbereitschaft ein Maßstab für die Liebe ist
- und zum Schluß das Wichtigste:
  daß der Mensch, den Sie heiraten, all Ihre Bedürfnisse in wirtschaftlicher, physischer, sexueller, intellektueller und emotionaler Hinsicht erfüllt.

Jede einzelne dieser Ansichten, Erwartungen und Ideale ist auf die eine oder andere Art falsch, praktisch unmöglich zu erfüllen, geschweige denn zu einem Dauerzustand zu erheben. Trotzdem sind die Klauseln des traditionellen Vertrages so abgefaßt, daß genau diese Erwartungen Wirklichkeit werden *müssen.*

Jede von ihnen, die Sie tatsächlich erfüllen können, geht beinahe sicher auf Kosten der persönlichen Freiheit und Entwicklung und bringt negative Konsequenzen für die Kinder und letztlich für die Ehe selbst.

Der Kern des Problems liegt darin, daß die traditionelle Ehe ihrer Struktur nach ein statischer Zustand ist, ein Schema, das, einmal etabliert, Erfüllung aller Erwartungen bedeutet. Sind diese Erwartungen aber fest vorgeschrieben und lassen die Mittel und Wege zu ihrer Erfüllung keinerlei Bewegungsfreiheit mehr zu, dann geht jede Spontanität verloren, und die schöpferische Kraft wird erstickt. Die Partnerschaftsehe dagegen ist ein *Prozeß* dynamischer Wechselbeziehungen zwischen Mann und Frau, der Realität und Erwartung in Bewegung hält. Wir glauben, daß die einzigen realistischen Erwartungen, die man von der Ehe haben kann, aus den Begriffen *Veränderung* und *Wachstum* resultieren.

Realistische Erwartungen der offenen Ehe

- daß man das meiste, aber nicht alles miteinander teilt
- daß jeder Partner sich ändern wird und daß Veränderungen sowohl die Folge von Konflikten als auch von allmählichen Entwicklungen sein können
- daß jeder bereit ist, Verantwortung zu übernehmen, und auch seinem Partner dieses Recht zugesteht
- daß Sie von Ihrem Partner nicht erwarten können, daß er alle Ihre Bedürfnisse erfüllt oder das für Sie tut, was Sie selbst für sich tun sollten
- daß jeder Partner verschiedene Bedürfnisse, Fähigkeiten, Wertmaßstäbe und Erwartungen hat, weil er ein anderer *Mensch* und nicht, weil er der Ehemann bzw. die Ehefrau ist
- daß das gemeinsame Ziel die gegenseitige Beziehung und nicht gesellschaftlicher Status, Besitz oder Kinder ist
- daß Kinder nicht als Beweis der Liebe zu werten sind
- daß Sie wählen können, ob Sie Kinder haben wollen, und dann die Elternrolle bewußt und bereitwillig als die größte Verantwortung im Leben übernehmen
- daß Sympathie und Liebe auf der Grundlage gegenseitiger Achtung wachsen, die ein Merkmal der offenen Ehe ist.

Im Gegensatz zu den unrealistischen Idealen der unsterblichen Liebe, Sicherheit und Erfüllung durch einen anderen Menschen, wie sie für die traditionelle Ehe kennzeichnend sind, hat die offene Ehe folgende Ideale:

Intimität	Spontanität	Verantwortungsbereitschaft
Intensität	Entwicklungsmöglichkeit	Lernbereitschaft
schöpferische Kraft	Achtung	Anregung

Flexibilität Bereicherung der Persönlichkeit und der Beziehung der Partner	persönliche Freiheit und	die Sympathie und Liebe, die daraus erwachsen.

All diese Ideale werden nicht dadurch erreicht, daß man an den Partner Forderungen stellt, wie es bei den Idealen der traditionellen Ehe der Fall ist. Statt dessen sind sie das natürliche Ergebnis einer offenen Beziehung, einer Beziehung, die von Paar zu Paar anders geartet sein kann, einer Beziehung, die Sie selbst, mit sich selbst und für sich selbst aufbauen – das heißt für Ihr individuelles und Ihr gemeinsames Selbst.

ZITAT:

„Lebensfreude drückt sich aus in erfüllendem und lebendigem Kontakt

Persönlichkeit ist das nach außen sichtbare Ganze aller psychologischen Züge und Charakteristika.
Unser Seelenleben drückt sich aus in unserem Verhalten, in dem was wir sagen und tun, in der Art unseres Sprechens und Handelns.
Individuation ist die menschliche Entwicklung, die ein ganzes Leben währt.
Das Gefühl der Wesensverwandtschaft verbindet, bringt Vergnügen und freudige Erregung.
Liebe ist nicht nur Gefühl, sondern auch Beurteilung und Wertung, Bereitschaft und Neigung zu handeln.
Liebe ist eine Beziehung zwischen Menschen, bei der jeder Partner zum Wohlergehen und zur persönlichen Entfaltung des anderen Partners beiträgt.
Liebende Menschen schenken sich gegenseitig: Bewunderung, Anerkennung, Respekt, Vertrauen, Begeisterung.
Sie anerkennen: Gedanken und Gefühle, Wertvorstellungen, Leistungen und Ziele."

Liebe für ein ganzes Leben, Nathaniel Branden

VII. KUNSTAUSÜBUNG

Kunst schaffen ist ein schöpferischer Akt.
Schöpferisch sein = etwas zum Leben erwecken, = etwas beleben, = etwas neu gestalten,
= ein Gefühl, einen Gedanken, eine Vision sichtbar, hörbar, spürbar machen,
= die Gesetzmäßigkeit unterschiedlichster Materialien erkennen, kombinieren, und in eine Form bringen, die stand–hält.

Alles kann zu Kunst werden, als Krönung wahren Menschentums.

Wenn man aber versucht, STATT ZU LEBEN, sich künstlerisch auszudrücken, ist das Perversion.
Jeder ernsthaft Tätige kennt den Unterschied sehr genau!

Jeder Atemzug, der sich von seinen beiden Zentralstellen (Kopf- und Leibesmitte) entfernt, verhindert die optimale Vollendung der nachfolgenden Aktion, gleichgültig ob es sich um einen Denk – Fühl – Rede – Sing – Tat – Bewegungsvorgang handelt.
Wer seine eigene Gesetzmäßigkeit des Tuns und Lassens anerkennt, ist auch bereit, dies beim Mitmenschen zuzulassen.

Jeden Künstler zeichnet aus: Drang zum Gestalten – Lust – Begeisterung – Freude am Schaffen – unbestechliches Auge – Ohr – Gespür für die Qualität –
Einsicht in die anzuwendenden Mittel –
innere Notwendigkeit des schöpferischen Prozesses –
NIE endendes Bemühen,
Begabung und Können zur Meisterschaft zu führen –
Demut und Liebe

VIII. HARMONIE

die Harmonie = **Fügung**, griechisch, lateinisch = Duden 1974

1) als wohltuend empfundene, innere und äußere Übereinstimmung, Einklang, Eintracht
2) ausgewogenes, ausgeglichenes, gesetzmäßiges Verhältnis der Teile zueinander, Ebenmaß
3) wohltönender Zusammenklang mehrerer Töne oder Akkorde

DURCH DEN ATEM IM LOT	=	HARMONISIERUNG DER PERSÖNLICHKEIT
sich wohlfühlen	=	Lebensfreude
Selbstannahme	=	Lebensbereitschaft
sicherer Schwerpunkt	=	zentrale Beherrschung des Körpers
gute Haltung	=	Sicherheit im Auftreten
Selbstverantwortung	=	Lebensmeisterung
Vertrauen in sich	=	sich zurechtfinden, sich ausdrücken
Vertrauen in andere	=	Weltannahme
Freiheit spüren	=	Gefühl für Raum und Zeit
Lieben können	=	Wunder des Lebens in + an + durch sich erfahren
Bewußtseinsschulung	=	kosmische Einordnung
ZIEL DES LEBENS	=	MIT SICH UND DER WELT IN HARMONIE LEBEN

Johann Wolfgang von Goethe

Die ganze Natur ist eine Melodie, in der eine tiefe Harmonie verborgen ist.

Joachim Ernst Berendt

Die Welt ist Klang Nada Brahma

Man hat Resonanz Phänomene „Harmonisierungen" und verwandte Erscheinungen in den verschiedensten Bereichen entdeckt – in Architektur und Statik, in Elektrik und Akustik, in Psychologie und Psychotherapie, in Biologie und Chemie, in Medizin und Pharmakologie, in Physik und Astronomie.
Harmonische Beziehungen einzugehen ist jedenfalls nicht nur das Ziel der Musik.
Es ist das Ziel von Atomen und Molekülen, von planetaren Umlaufbahnen, von Zellen und Herzen, von Gehirnwellen und Bewegungen, von Fisch- und Vogelschwärmen und vor allem von Menschen.
Der Kosmos – die Schöpfung streben letztlich zur Harmonie – zum Klang – zum Nada Brahma.
Nada Brahma = Urklang des Seienden = fließender Klang = Urkraft des Kosmos.

Christoph Willibald Gluck

Gesang des Orpheus nach Calzabigi

Welch reiner Himmel deckt diesen Ort! Ein sanft'res Licht strahlt meinem Blick,
und welch harmonischer Gesang der zart beflügelten Sänger ertönt in diesem Hain!
Das Säuseln milder Luft, der klaren Bäche Murmeln, o alles ladet hier zu ew'ger Ruhe ein!

IX. LEBENSERFÜLLUNG

Die Bemühungen, zu einer Sinnerfüllung des Lebens zu kommen, sind weltweit in allen Kreisen und Schichten der Gesellschaft erkennbar.
Die berühmte Sterbeforscherin Elisabeth Kübler-Ross formuliert: „Denn der Schlüssel zur Frage nach dem Tod, öffnet die Tür zum Leben... der Tod ist ein sinnvoller und reifebringender Aspekt des Lebens."
Die zwei förderlichsten Gründe, zu einer Lebenserfüllung zu gelangen sind: das Leben zu bejahen und die Gedanken an den Tod zu verarbeiten. Vielleicht ist es hilfreich – gerade in der heutigen Zeit – zu erkennen, daß sich im Prinzip überhaupt nichts verdrängen und aus der Welt schaffen läßt. WIR ALLE MÜSSEN DURCH ALLES HINDURCH. Niemand und nichts existiert einzig und allein für sich, daher ist die Verantwortung eine menschheitsumfassende und gleichzeitig eine, die jeden einzelnen persönlich betrifft.
Ich glaube, daß die Bestrebungen zur Weltverbesserung so lange zum Scheitern verurteilt sind, als der Wert des Einzelnen nicht anerkannt oder sogar unterdrückt wird, und die Annahme der Andersartigkeit (Rasse, Anschauung, Überzeugung, ...) nicht gelingt. Wir alle müssen leiden, solange die Überzeugung vorherrscht, daß Krieg und Unterdrückung, Macht, Gewalt, Zwang, Tötung irgend eine Besserung eines Zustandes bringt. Eine einfache und jahrhunderte alte Lebensregel lautet: „Bete und arbeite"

Es steht jedem frei sein Leben zu erfüllen.
Die einzige Forderung, die das Leben selbst stellt, lautet: **Achte die natürliche Gesetzmäßigkeit**.
Die vom Menschen geschaffene Gesetzlichkeit, die dem Zeitgeist entsprechend, die Bedürfnisse der Menschen zu stillen versucht, ist nicht immer ident mit der natürlichen.
Manchmal entspringt sie der Machtgier (Neurose) einzelner oder ist Ausdruck von Unverstand und Unvermögen, Haß oder Rache. Dies alles gilt es zu überwinden.
Niemand kann es für den andern oder die andern tun.
NUR JEDER IN SICH UND FÜR SICH SELBST.
Jeder, ob einfachster oder hochgebildetster Mensch, der auf ein erfülltes Leben zurückblickt, hat, in der ihm gemäßen Form, die Einordnung geschafft. Zufriedenheit und Erfüllung in diesem Erdendasein zu finden, ist an sich Geschenk, ja Gnade und meistens Frucht harter Arbeit!
Daher zeichnet große Geister immer Bescheidenheit aus.
Laßt uns mutig sein und tun – die Tat allein befreit und führt zur Schicksalsmeisterung im dankbaren Erfühlen der GNADE und im bittenden Bedenken des SEGENS von oben her.

KARLFRIED GRAF DÜRCKHEIM

HARA – Die Erdmitte des Menschen
Hara bedeutet im Japanischen nicht nur Bauch im anatomischen Sinn, sondern hat existenzielle Bedeutung: Nur wer als ganzer Mensch seinen Schwerpunkt in der basalen Mitte gewinnt und wahrt, kann wirklich reifen und als Gereifter aus Freiheit das ewige Stirb und Werde bewahren, das alles Leben gesetzlich verwandelt. Der Besitz von Hara erweist sich in der Welt in einer gesteigerten Lebenskraft und Leidensfähigkeit. Das Wissen um Hara ist zwar eine Blüte östlicher Weisheit, aber von allgemein menschlicher Bedeutung.

Die Hohe Lehre des ZEN
Zen gibt es nur als unmittelbare, persönliche Erfahrung.
Zen ist das Erwachen zu seinem wahren Wesen.
Zen ist die Lehre vom Sein, von der Erfahrung des Seins und vom Leben aus dem Sein.
Der Mensch macht viele Erfahrungen, aber sie bringen ihn nicht weiter,
wenn er sie nicht zur Einsicht erhebt.
Zen hebt die tiefste Erfahrung des Menschen in die Einsicht, stellt sie dar in der Lehre und führt in die Verwirklichung durch Übung – hartes Exerzitium.
Zen ist Dreierlei: ernstgenommene Erfahrung – erhellende Einsicht – nie endende Übung.
Zen ist keine bloße Theorie, sondern eine auf Erfahrung gegründete
und zu einer Erfahrung führende Praxis.

THORWALD DETHLEFSON

Schicksal als Chance **Krankheit als Weg**

Jedes Erlebnis und Ereignis ist eine gesetzmäßige Stufe auf dem ganz persönlichen Schicksalsweg.
Ohne entsprechende Affinität kann es niemals zu einer Manifestation kommen.
Jeder kämpft einzig und allein gegen sich selbst. Immer ist man reif für ein Erlebnis.
Alles was in der Außenwelt stört, zeigt an, daß man mit dem analogen Prinzip in sich noch nicht ausgesöhnt ist. Durch nüchterne Betrachtung und Selbsterkenntnis in sich Frieden schließen.
Der einzig erfahrbare Sinn unserer Inkarnation ist Bewußtwerdung. Leben heißt lernen.
Jeder kann jederzeit die Formen durchschauen und in seinem Bewußtsein frei werden.
Jede Begegnung und Krankheit kann zum Spiegel werden.
In dem Maße, wie das Ich sich abkapselt, verliert der Mensch die RELIGIO = die Rückverbindung zum Urgrund des Seins. Das Ego versucht nun, seine Bedürfnisse zu befriedigen und diktiert den Weg. Das Ich = Ego muß sterben, damit wir im Selbst wiedergeboren werden können.
Das Selbst ist der Mittelpunkt = Alleins.
Das Wohl des Ganzen und unser Wohl ist das Gleiche –
weil wir als Teil gleichzeitig auch eins sind mit allem = PARS PRO TOTO
Isoliert ist JEDES PRINZIP gefährlich ! ! ! MIKROKOSMOS = MAKROKOSMOS
Die Quintessenz aller Weisheit ist in 15 Thesen auf der Tabula smaragdina zusammengefaßt.
Sie stammt vom Stammvater der Esoterik Hermes Trismegistos, ein ägyptischer Weiser, auf dessen Lehren die hermetische Philosophie begründet ist.

X. AUSKLANG

Die Bereitschaft zur Tat trägt die Veränderbarkeit in sich.
Die Bestätigung der ewigen Wahrheit findet man in alten Schriften oder in visionärer Zukunftsschau, die Erlösung bringt einzig und allein die Tat – das Leben.
Nur wer lebt und dem Leben traut und vertraut, selbst sich und seinen Mitmenschen und der Natur, ist auf dem zielführenden Weg.

JESUS CHRISTUS sagt: „. . . niemand kommt zum Vater, denn durch mich . . .",
das heißt, dáß jeder sein eigenes Christusbewußtsein finden kann und muß und durch dieses erlöst ist!
Erkenntnis – Annahme – Lösung – „ES IST VOLLBRACHT"
Die Erkenntnis fällt ein und zu, wenn man in der Einheit vor–bereit–et ist.

„. . . ICH BIN DER WEG, DIE WAHRHEIT, UND DAS LEBEN . . ."

Die Mutter des Unverstandes ist das Vorurteil,
der Vater des Hasses ist das Urteil,
die Kinder dieser Eltern sind Ressentiments und Unversöhnlichkeit,
die Enkel Leid, Schmerz, Angst und Terror.
Rettung aus diesem Teufelskreis bringt die Liebe,
Erlösung schenkt der Atem in der Selbstfindung.

Meine Erkenntnisse beruhen auf eigener Erfahrung.
Auf der Suche nach meiner Stimme habe ich vieles gehört, gelesen, getan, erlebt.
Unmögliche Auslegungen sind weit verbreitet, unvernünftige Anleitungen führen in die Irre.
Das Richtige und Wahrhaftige liegt IMMER nur in einem selbst.
Der Weg zum Ziel der Selbstfindung führt über die Erkenntnis und Annahme des Selbst.
Dies ist möglich, wenn die Gesetze – durch die wir leben – erkannt und befolgt werden.
Die Spannkraft vollzieht sich ganz automatisch richtig, wenn alle Funktionen unseres Körpers, alle gedanklichen und gefühlsmäßigen Überlegungen, den von der Natur vorgesehenen, normalen Atemfluß nicht behindern. In der Mitte lotend erfolgt die Reaktion von ganz allein: Instinkt – instinktive Intuition.
Unser Wollen, Wissen, Können, unsere Erfahrungen sind nur dann hilfreich und unterstützend, wenn sie dem Selbst EINGEORDNET sind und uns keine „egoistischen" Schranken setzen.
In jedem Augenblick bis zum Lebensende ist es möglich,
den Atem in seiner normalen und gesunden Funktion neu zu entdecken.
Sind Zeit und Umstände reif, schenkt uns der Atem die Erfahrung des Kreislaufs.
Sein Kreuz zu erkennen (Sacrum) bedeutet nicht nur Schicksalsannahme, sondern auch Finden seiner angeborenen Energiequelle (Cranium).
Gelingt dies, fließt Seelenkraft und schenkt die Freiheit, den geistigen Weg einzuschlagen:
lebenslang sich zu bemühen um Glaube, Hoffnung, Liebe.

Susanne Amberg Schneeweis

„ANFANG – stetig sich wiederholender Anfang des Denkens ist, daß der Mensch sein Sein nicht einfach als etwas Gegebenes hinnimmt, sondern als etwas unergründlich Geheimnisvolles erlebt. Lebensbejahung ist die geistige Tat, in der er aufhört dahinzuleben und anfängt, sich seinem Leben mit Ehrfurcht hinzugeben, um es auf seinen wahren Wert zu bringen.
Lebensbejahung ist Vertiefung, Verinnerlichung und Steigerung des Willens zum Leben."

Albert Schweitzer

„Es ist doch mit der Redekunst wie mit der Heilkunde.
In beiden mußt du vor allem die Natur kennen – des menschlichen Körpers, der menschlichen Seele, wenn du nicht einzig mit Schlichen oder bloßer Erfahrung, sondern auch mit Kunst, dort durch Heilmittel und Nahrung dem menschlichen Körper Gesundheit und Kraft zuführen, und hier durch Gründe und Beispiel der menschlichen Seele deine Überzeugung und die Tugend ausdrücken willst."

PLATO

„Die hohe Einsicht wohnt nicht in den einzelnen Kammern, sondern im Gefüge der Welt.
Ihr entspricht ein Denken, das sich nicht in abgesonderten und abgeteilten Wahrheiten bewegt, sondern im bedeutenden Zusammenhang, und dessen ordnende Kraft auf dem kombinatorischen Vermögen beruht.
Das kombinatorische Vermögen unterscheidet sich vom logischen nur insofern, als es sich stets in Fühlung mit dem Ganzen bewegt und nie im Einzelnen verliert.
Wo es das Einzelne berührt, gleicht es einem Zirkel aus doppeltem Metall, dessen goldene Spitze im ZENTRUM fußt."

Ernst Jünger

---

1. Korinther 12,13

Das 12. Kapitel.

Von den geistlichen Gaben und ihrem rechten Gebrauch.

1. Von den geistlichen Gaben aber will ich euch, liebe Brüder, nicht verhalten.
2. Ihr wisset, daß ihr Heiden seid gewesen und hingegangen zu den stummen Götzen, wie ihr geführt wurdet. Hab.2,18,19.
3. Darum tue ich auch kund, daß niemand Jesum verflucht, der durch den Geist Gottes redet; und niemand kann Jesum einen Herrn heißen, ohne durch den heiligen Geist. Mark. 9.39; 1.Joh. 4,2.3.
4. Es sind mancherlei Gaben; aber es ist ein Geist. Röm. 12.6; Eph. 4,4.
5. Und es sind mancherlei Ämter; aber es ist ein Herr. B.28; Eph. 4,11.
6. Und es sind mancherlei Kräfte; aber es ist ein Gott, der da wirket alles in allen.
7. In einem jeglichen erzeigen sich die Gaben des Geistes zum gemeinen Nutzen. Kap.14,26.
8. Einem wird gegeben durch den Geist zu reden von der Weisheit; dem andern wird gegeben, zu reden von der Erkenntnis nach demselben Geist;
9. Einem andern der Glaube in demselben Geist; einem andern die Gabe, gesund zu machen in demselben Geist;
10. Einem andern, Wunder zu tun; einem andern Weissagung; einem andern, Geister zu unterscheiden; einem andern mancherlei Sprachen; einem andern, die Sprachen auszulegen. Kap.14,5; Apg.2,4.
11. Dies aber alles wirkt derselbe eine Geist und teilt einem jeglichen seines zu, nach dem er will. Kap.7,1; Röm.12,3; Eph.4,7.
12. Denn gleichwie ein Leib ist und hat doch viele Glieder, alle Glieder aber des Leibes, wiewohl ihrer viel sind, doch ein Leib sind: also auch Christus. B.27; Kap.10,17.
13. Denn wir sind durch einen Geist alle zu einem Leibe getauft, wir seien Juden oder Griechen, Knechte oder Freie, und sind alle zu einem Geist getränkt. Gal.3,28.
14. Denn auch der Leib ist nicht ein Glied, sondern viele. B.20.
15. So aber der Fuß spräche: Ich bin keine Hand, darum bin ich des Leibes Glied nicht; sollte er um deswillen nicht des Leibes Glied sein?
16. Und so das Ohr spräche: Ich bin kein Auge, darum bin ich nicht des Leibes Glied; sollte es um deswillen nicht des Leibes Glied sein?
17. Wenn der ganze Leib Auge wäre, wo bliebe das Gehör? So er ganz Gehör wäre, wo bliebe der Geruch?
18. Nun aber hat Gott die Glieder gesetzt, ein jegliches sonderlich am Leibe, wie er gewollt hat.

19. So aber alle Glieder ein Glied wären, wo bliebe der Leib?

20. Nun aber sind der Glieder viel; aber der Leib ist einer. B.14.

21. Es kann das Auge nicht sagen zu der Hand: Ich bedarf dein nicht, oder wiederum das Haupt zu den Füßen: Ich bedarf euer nicht;

22. Sondern vielmehr die Glieder des Leibes, die uns dünken die schwächsten zu sein, sind die nötigsten;

23. Und die uns dünken am wenigsten ehrbar zu sein, denen legen wir am meisten Ehre an; und die uns übel anstehen, die schmückt man am meisten.

24. Denn die uns wohl anstehen, die bedürfen's nicht. Aber Gott hat den Leib also vermengt und dem dürftigen Glied am meisten Ehre gegeben.

25. Auf daß nicht eine Spaltung im Leibe sei, sondern die Glieder füreinander gleich sorgen.

26. Und so ein Glied leidet, so leiden alle Glieder mit; und so ein Glied wird herrlich gehalten, so freuen sich alle Glieder mit.

27. Ihr seid aber der Leib Christi und Glieder, ein jeglicher nach seinem Teil. Röm.12,5; Eph.5,30.

28. Und Gott hat gesetzt in der Gemeinde aufs erste die Apostel, aufs andere die Propheten, aufs dritte die Lehrer, danach die Wundertäter, danach die Gaben, gesund zu machen, Helfer, Regierer, mancherlei Sprachen. Eph.4,11.12.

29. Sind sie alle Apostel? Sind sie alle Propheten? Sind sie alle Lehrer? Sind sie alle Wundertäter?

30. Haben sie alle Gaben, gesund zu machen? Reden Sie alle mit mancherlei Sprachen? Können sie alle auslegen?

31. Strebet aber nach den besten Gaben; und ich will euch noch einen köstlicheren Weg zeigen. Kap.14,1.

Das 13. Kapitel.

Preis der Liebe.

1. Wenn ich mit Menschen- und mit Engelzungen redete, und hätte der Liebe nicht, so wäre ich ein tönend Erz oder eine klingende Schelle.

2. Und wenn ich weissagen könnte und wüßte alle Geheimnisse und alle Erkenntnis, und hätte allen Glauben, also daß ich Berge versetzte, und hätte der Liebe nicht, so wäre ich nichts. Matth.7,22; 17,20.

3. Und wenn ich alle meine Habe den Armen gäbe und ließe meinen Leib brennen, und hätte der Liebe nicht, so wäre mir's nichts nütze. Matth.8,2.

4. Die Liebe ist langmütig und freundlich, die Liebe eifert nicht, die Liebe treibt nicht Mutwillen, sie blähet sich nicht.

5. Sie stellet sich nicht ungebärdig, sie fluchet nicht das Ihre, sie läßt sich nicht erbittern, sie rechnet das Böse nicht zu. Phil.2,4,21.

6. Sie freuet sich nicht der Ungerechtigkeit, sie freuet sich aber der Wahrheit; Röm.12.9.

7. Sie verträgt alles, sie glaubet alles, sie hoffet alles, sie duldet alles. Spr.10,12; Röm. 15,1.

8. Die Liebe höret nimmer auf, so doch die Weissagungen aufhören werden und die Sprachen aufhören werden und die Erkenntnis aufhören wird.

9. Denn unser Wissen ist Stückwerk, und unser Weissagen ist Stückwerk.

10. Wenn aber kommen wird das Vollkommene, so wird das Stückwerk aufhören.

11. Da ich ein Kind war, da redete ich wie ein Kind und war klug wie ein Kind und hatte kindliche Anschläge; da ich aber ein Mann ward, tat ich ab, was kindlich war.

12. Wir sehen jetzt durch einen Spiegel in einem dunklen Wort; dann aber von Angesicht zu Angesicht. Jetzt erkenne ich's stückweise; dann aber werde ich erkennen, gleichwie ich erkannt bin. 2.Kor.5,7.

13. Nun aber bleibt Glaube, Hoffnung, Liebe, diese drei; aber die Liebe ist die größte unter ihnen.
1.Thess.1,3; 1.Joh.4,16.

DAS ERSTE –
WAS ZU LEHREN IST –
IST DER ATEM.

Buddha
550–480 v. Chr.

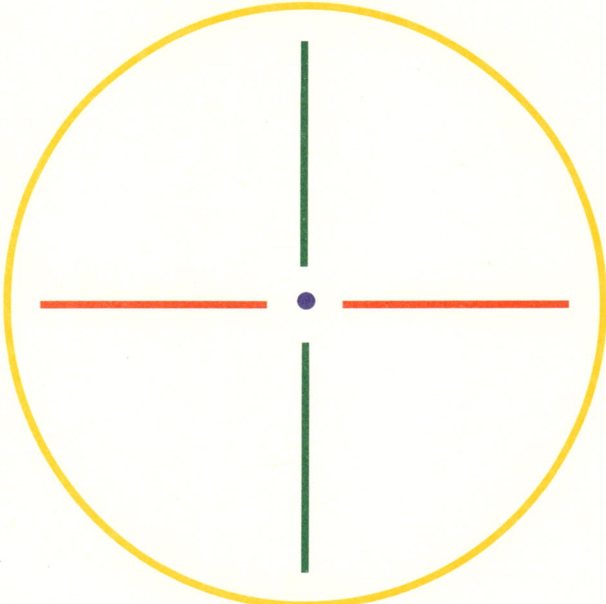

ATEM
FÜHRT ZUR ERFÜLLUNG